Regine Witkowski
Falko H. Herrmann

Einführung
in die klinische Genetik

REIHE WISSENSCHAFT

Die REIHE WISSENSCHAFT ist die wissenschaftliche
Handbibliothek des Naturwissenschaftlers und
Ingenieurs und des Studenten der mathematischen,
naturwissenschaftlichen und technischen Fächer.
Sie informiert in zusammenfassenden Darstellungen
über den aktuellen Forschungsstand in den exakten
Wissenschaften und erschließt dem Spezialisten den Zugang
zu den Nachbardisziplinen.

Regine Witkowski
Falko H. Herrmann

Einführung in die klinische Genetik

Mit 35 Abbildungen
und 6 Tabellen

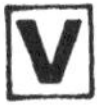

Vieweg · Braunschweig

Verantwortlicher Herausgeber dieses Bandes:
Prof. Dr. E. Hofmann, Leipzig

Verfasser:
Dr. habil. Regine Witkowski
Dr. sc. nat. Falko H. Herrmann
Berlin/Halle

1976

ISBN 978-3-528-06819-6   ISBN 978-3-322-85525-1 (eBook)
DOI 10.1007/978-3-322-85525-1

Vorwort

Die Fortschritte der Medizin in den letzten Jahrzehnten, insbesondere auf dem Gebiet der Bekämpfung der Neugeborenen- und Kindersterblichkeit haben den Kreis der letal endenden oder mit Dauerschäden einhergehenden Krankheiten des Menschen stark eingeengt. Dadurch nehmen innerhalb der verbliebenen Gruppe die nicht oder nur ausnahmsweise therapierbaren Erbleiden an Bedeutung zu. Von diesem Gesichtspunkt ausgehend soll das Anliegen dieses Taschenbuches ein zweifaches sein: Es soll, aufbauend auf genetischen und biochemischen Grundkenntnissen, in die wichtigsten Erkenntnisse der medizinischen Genetik einführen und deren Bedeutung und Möglichkeiten für die medizinische Praxis erläutern und es soll gleichzeitig eine breitere Einführung in das Wörterbuch für die Familienberatung (Genetik erblicher Syndrome und Mißbildungen, Gustav Fischer Verlag, Stuttgart 1976) darstellen, wie sie von vielen Lesern für wünschenswert gehalten wurde. Aus Gründen der Übersichtlichkeit haben wir im Text erwähnte Krankheitsbilder nicht näher beschrieben. Eine Charakterisierung der wichtigsten von ihnen wurde im Anhang zusammengestellt, so daß eine Orientierung möglich ist.

Dem Charakter als Taschenbuch entsprechend wird nur bedingt auf zugrunde liegende Literatur eingegangen, eine Aufstellung zusammenfassender genetischer Darstellungen ist für den interessierten Leser angefügt.

Die Verfasser

Inhalt

1. Die Mendelschen Gesetze

1.1.   *Die Universalität des genetischen Codes
und genetischer Gesetzmäßigkeiten*

Wir kennen heute in den Nukleinsäuren die Träger der genetischen Information. Bei den meisten Organismen handelt es sich dabei um Desoxyribonukleinsäure (DNS), bei einigen Viren um Ribonukleinsaure (RNS). Die Informationsspeicherung erfolgt in Form eines Triplett-Codes aus vier unterschiedlichen Nukleinsäurebausteinen, der von einem Transkriptionsstartpunkt aus kommafrei und nicht überlappend abgelesen wird.

Die Nukleinsäuren replizieren sich semikonservativ, beruhend auf dem von WATSON und CRICK 1953 entdeckten Prinzip der komplementären Basenpaarung. Auf diese Weise erfolgt eine Weitergabe identischer Informationsbestände.

Sowohl der genetische Code wie auch die Informationsweitergabe sind für Viren, Bakterien und höhere Organismen einschließlich des Menschen gleichartig. Aus dieser Universalität folgt die allgemeine Gültigkeit genetischer Gesetzmäßigkeiten für alle Organismen. Dabei dürfen natürlich an Prokaryoten festgestellte Mechanismen der Informationsübertragung und -realisierung sowie deren Regulationsvorgänge nicht schematisch auf höhere Lebewesen mit einer weit komplizierteren Organisationsform übertragen werden. Trotzdem können wir in der Humangenetik weitgehend auf dem aufbauen und uns auf das stützen, was von anderen Organismen an genetischem Wissen bereits vorliegt. MENDEL (1865) hat seine Gesetze an Erbsen aufgestellt, und es hat Jahre gedauert, bis sie auch für das Tierreich bestätigt wurden. Heute wissen wir, daß sie für den Menschen genau so gelten wie für Pflanze und Tier und daß wir, wenn wir z. B. mit Begrif-

fen wie Dominanz und Rezessivität arbeiten, auf den
MENDELSCHEN Gesetzen basieren. Bei der Komplexität
des Organismus Mensch gilt es dabei jedoch, einige spezielle Aspekte und Besonderheiten zu beachten.

1.2. Die Mendelschen Gesetze in ihrer Anwendung auf den Menschen

1.2.1. Erstes Mendelsches Gesetz: Uniformitäts-Regel

Nach Kreuzung reinerbiger Eltern (P-Generation) entstehende Nachkommen der 1. Tochtergeneration (F_1)
sind (in bezug auf das Merkmal, in dem sich die Eltern
unterscheiden) untereinander gleich.

Ein Beispiel für dieses Gesetz beim Menschen läßt sich
so ohne weiteres gar nicht finden. Haben etwa der Vater
die Blutgruppe A und die Mutter die Blutgruppe B, so
werden nur in den seltensten Fällen alle Kinder aus dieser
Paarung die Blutgruppe AB besitzen, oder die Kinder
eines blonden Mannes mit einer dunkelhaarigen Frau
stimmen nur äußerst selten in ihrer Haarfarbe überein.

Drei Gesichtspunkte spielen hier — wie überhaupt in
der Humangenetik — eine wichtige Rolle: die Reinrassig-
keit oder Reinerbigkeit, die Heterogenie und die Polygenie.

1.2.1.1. Homozygotie und Heterozygotie

Die Abschnitte der DNS, die die genetische Information
für eine RNS bzw. Polypeptidkette enthalten, nennt man
Gene. Die Gesamtheit aller Gene einer Zelle bzw. eines
Organismus, das Genom, bildet den Genotyp im Gegensatz zum Phänotyp, seinem äußerlich erkennbaren und
sichtbaren Erscheinungsbild. Dieses entwickelt sich auf
der Grundlage von Genwirkungen, sekundär geprägt
von Umweltfaktoren, und umfaßt äußere und innere, biochemisch und morphologisch analysierbare Strukturen
bis zu dem Grundbaustein, der Polypeptidkette.

Auf die Existenz eines Gens und auf seine Beschaffenheit vermögen wir fast nur an Hand des Phänotyps zu schließen.

Die Gene bzw. die DNS liegen bei Eukaryoten in linearer Anordnung auf spezifischen Kernstrukturen, den

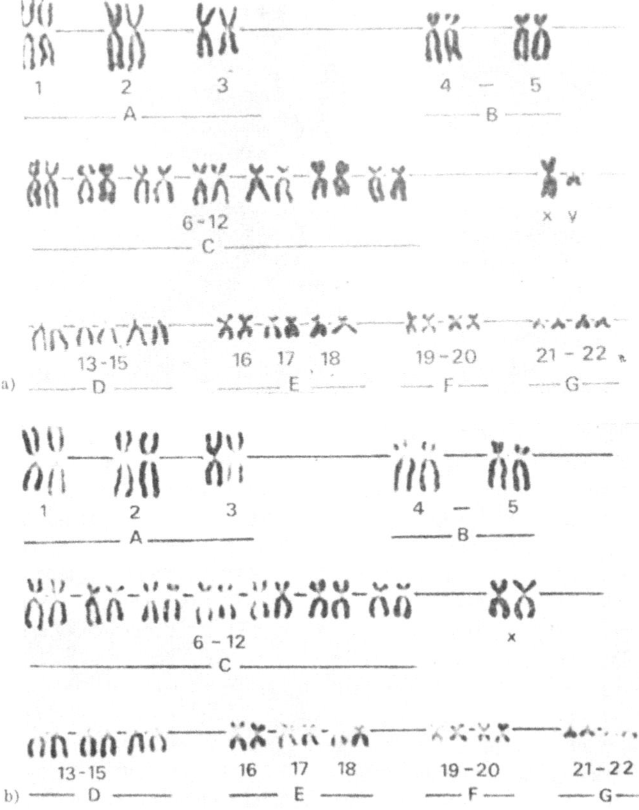

Abb. 1. Der diploide Chromosomensatz des Menschen
a) männlich   b) weiblich [Aufn.: PIEDE]

Chromosomen. Der Mensch ist, wie alle mehrzelligen Tiere, ein diploides Lebewesen, d. h. jedes seiner Chromosomen und damit auch jedes seiner Gene ist doppelt vorhanden (Abb. 1), wobei jeweils ein Chromosom bzw. Gen vom Vater und das andere von der Mutter ererbt wird. In diesem Sinne gleiche Chromosomen oder Gene nennt man homolog. Solche homologen Genen müssen jedoch nicht identisch sein; sie beeinflussen zwar immer das gleiche Merkmal, aber häufig in unterschiedlicher Richtung. Diese verschiedenen Zustandsformen eines Gens in einem Genort oder Locus bezeichnet man als Allele. Für das AB0-Blutgruppen-System gibt es z. B. nur ein Gen, einen Locus, dessen Allele die Blutgruppen A, B oder 0 determinieren. Sind beide Allele eines Locus gleich, liegt Homozygotie oder Reinerbigkeit vor; unterscheiden sie sich von einander, spricht man von Heterozygotie oder Mischerbigkeit.

1.2.1.2. *Dominanz und Rezessivität*

Das erste MENDELsche Gesetz gilt nur für reinerbige Individuen bzw. Merkmale. Seine Anwendung setzt also die Feststellung von Homozygotie oder Heterozygotie voraus. Nicht jedes Gen bzw. Allel prägt sich jedoch in jedem Fall phänotypisch so aus, daß wir es an seiner Wirkung erkennen können. Ein Allel, dessen Wirkung phänotypisch in Gegenwart eines weiteren nicht erkennbar ist, nennt man rezessiv gegenüber dem anderen, dominanten Allel. Rezessiv wirksame Gene prägen sich phänotypisch nur aus, wenn kein dominantes Allel im gleichen Locus dagegensteht. Nur in diesem Fall kann vom Phänotyp direkt auf den Genotyp geschlossen werden.

Hieraus ergibt sich das in der medizinisch-genetischen Praxis immer wieder auftretende, außerordentlich wichtige Problem der Erkennung merkmalsfreier Anlagenträger:

Woher wissen wir z. B., ob eine Person, in deren Aszen-

denz mehrfach angeborene, rezessiv erbliche Taubheit
auftrat, homozygot normalhörend ist, oder ob sie ein Allel
für Taubheit besitzt, das sie an ihre Nachkommen weitervererben kann? Eine entsprechende Frage tritt auch bei
der Geburt eines Kindes mit einem genetisch bedingten,
rezessiv erblichen Stoffwechseldefekt auf. Wer von den
Verwandten ist normal in dem entsprechenden Locus und
wer heterozygot?

Zunächst gibt es eine indirekte Methode, auf heterozygot vorhandene rezessive Gene zu schließen: ein Kind
mit Phenylketonurie wurde geboren. Die Phenylketonurie
wird durch eine Stoffwechselstörung bedingt. Durch einen
Defekt des Enzyms Phenylalaninoxidase kommt es zur
Störung des Tyrosinstoffwechsels, indem Phenylalanin
nicht mehr abgebaut wird (s. Kap. 2). Es sammelt sich
in Körperflüssigkeiten und Geweben an und wird schließlich in unphysiologische Metabolite umgewandelt. Dadurch tritt eine kompetitive Hemmung anderer Enzym-
systeme ein, die sich vor allem an den Nervenzellen
auswirken. Die Patienten zeigen schon in den ersten
Lebensjahren neben anderen Symptomen schwere zentral-
nervöse Erscheinungen mit Schwachsinn bis zur Idiotie,
Krampfanfällen usw. Dem allen liegt ein rezessiv wirksames Allel zugrunde, das anstatt der Phenylalaninoxidase ein enzymatisch unwirksames Eiweiß codiert.
Wenn sich das Gen phänotypisch in dieser Weise manifestiert, kann kein entsprechendes dominantes Allel vorhanden sein; es muß also Homozygotie bestehen. Da das
Kind nur eines der homologen Allele vom Vater und das
andere von der Mutter geerbt hat, beide aber phänotypisch normal sind, müssen sie jeweils außerdem ein
Normalallel, ein sogenanntes Wildtypallel, besitzen und
somit heterozygot sein.

Das Problem der Heterozygotenerkennung hat noch
eine andere Seite: In einem Vaterschaftsnachweis an
Hand der AB0-Blutgruppe hat z. B. das Kind die Blutgruppe 0, und da 0 rezessiv vererbt wird, den Genotyp 00.
Die Mutter habe die Blutgruppe A, ebenso der Präsum-

tivvater. Das eine Allel hat das Kind mit Sicherheit von der Mutter, die also A0 ist. Die Entscheidung beim Vater hängt davon ab, ob er ebenfalls A0 oder aber AA ist. Da jedoch eine Unterscheidung zwischen A0-Heterozygoten und AA-Homozygoten trotz vieler Versuche und zahlreicher Erfolgsmeldungen bisher noch nicht mit Sicherheit gelingt, kann ein Vaterschaftsausschluß in diesem Falle an Hand des AB0-Systems auf diese Weise nicht geführt werden.

Wenn also ein rezessives Allel neben einem dominanten unerkannt bleibt, kann das bedeuten, daß für dominante Gene nicht zwischen Homozygotie und Heterozygotie zu unterscheiden. ist. Es sei denn, die beiden dominanten Allele verstärken sich in ihrer Wirkung (sogenannter Homozygotie-Effekt), oder es handelt sich um zwei verschiedene dominante Allele. In diesem Falle prägen sich beide nebeneinander phänotypisch aus. Personen mit den Allelen für Blutgruppe A und für Blutgruppe B besitzen dementsprechend die Blutgruppe AB. Diese Erscheinung nennt man Kodominanz.

Die klassische Auffassung von Dominanz und Rezessivität hat im Laufe der Zeit auf Grund vieler Beobachtungen eine Modifizierung erfahren. Dominanz und Rezessivität in diesem Sinne erwiesen sich als nur seltene Extreme eines breiten Spektrums mit allen Übergängen. Bei den meisten rezessiv erblichen Krankheitsbildern wie den Stoffwechselstörungen z. B. hängt es lediglich von der Intensität und der Genauigkeit der Untersuchungen und der Methoden ab, inwieweit auch bei klinisch gesunden Heterozygoten eine Wirkung rezessiver Allele erkennbar wird. Das ist einerseits eine für die Praxis sehr wichtige Erscheinung; denn an Hand solcher, meist biochemisch meßbarer Anomalien läßt sich das oben besprochene Problem bei vielen Erbkrankheiten lösen, d. h. man kann auf diese Weise klinisch gesunde Überträger rezessiver Gene erkennen. Andererseits muß uns die Heterozygotenmanifestation sogenannter rezessiver Gene zu einem neuen Verständnis der Begriffe von Dominanz und Rezessivität veranlassen. Wir wissen heute, daß sich Allele in ihrer Wirkung addieren, indem entweder bei Homozygotie die doppelte Menge des entsprechenden Polypeptids oder bei Heterozygotie neben der einfachen Dosis des betreffenden Polypeptids noch eine entsprechende Menge eines veränderten, vom anderen Allel codierten Genproduktes synthetisiert wird. Unter diesem Gesichtspunkt gelten ein Wildtypallel dann als dominant und das andere Allel als rezessiv, wenn der Organismus mit der einfachen Genwirkungsdosis auskommt. Diese Situation besteht in der Regel bei solchen Defekten, in denen es sich bei dem entsprechenden Genprodukt um ein Enzymeiweiß handelt. Es lassen sich dann bei Heterozygoten nur 50% des entsprechenden physiologischen Eiweißes Homozygoter nachweisen. Eine Regulation auf genetischer Ebene tritt nicht ein, da ja auch das andere Allel ein normales Quantum eines — allerdings hinsichtlich der Enzymaktivität anomalen — Polypeptides codiert. Von Genen, die ein Strukturprotein determinieren, braucht der Organismus für eine normale Entwicklung offensichtlich meistens eine doppelte Genwirkungsdosis. Ein anomales Allel führt deshalb schon im heterozygoten Zustand zur phänotypischen Manifestation in Form einer Schädigung; es wirkt dominant. Hier liegt die Erklärung für einige Phänomene wie Homozygotie-Effekt, Kodominanz und intermediäre Vererbung, die erst die biochemische Genetik zu deuten vermochte.

Trotz dieser Erscheinungen ist es im medizinischen Sprachgebrauch und in der medizinisch-genetischen Praxis jedoch weiterhin üblich, von einem rezessiven Gen zu sprechen, wenn das entsprechende Krankheitsbild oder Merkmal selbst im heterozygoten Zustand nicht manifest wird, und von dominant, wenn bereits Heterozygote klinische Symptome aufweisen. Diese Modifizierung der Begriffe, die die biochemische bzw. sub- und paraklinische Ebene des Phänotyps unberücksichtigt läßt, ist durchaus zulässig, wenn man sich der besprochenen Voraussetzungen und Einschränkungen bewußt bleibt.

2*

Unabhängig von den objektiven und subjektiven Möglichkeiten einer Heterozygotenerkennung bleibt die Anwendung des 1. MENDELschen Gesetzes auf Merkmale beschränkt, die bei beiden Eltern reinerbig, d. h. dominant oder rezessiv homozygot vorliegen.

1.2.1.3. *Homo- und Heterogenie*

Das erste MENDELsche Gesetz läßt sich nach dem bisher Gesagten auf Kinder anwenden, deren beide Eltern den gleichen, rezessiv erblichen Defekt aufweisen. Als Beispiel einer solchen Krankheit soll der Albinismus dienen. Hier liegt ein Allel zugrunde, das einen Enzymdefekt im Tyrosinstoffwechsel (vgl. Kap. 2.3.3.3. Abb. 23) und damit im homozygoten Zustand eine Pigmentlosigkeit seiner Träger bewirkt. Es ergeben sich daraus verschiedene phänotypische Komplikationen, wie starke Lichtempfindlichkeit der Augen und UV-Empfindlichkeit der Haut. Wenn beide Partner einen solchen Albinismus totalis aufweisen, müssen die Kinder aus dieser Homozygotenpaarung untereinander in bezug auf die Pigmentierung vollkommen gleich, nämlich ebenfalls albinotisch sein. Dieses theoretische Postulat hat sich in der Praxis tatsächlich auch immer bestätigt, bis eines Tages eine Familie bekannt wurde, in der zwei Eltern mit Albinismus totalis neben albinotischen auch zwei ganz normale Kinder hatten. Illegitimität und Kindesvertauschung ließen sich durch Vaterschaftsnachweis bzw. Nachprüfungen ausschließen. Genaue klinische und paraklinische Untersuchungen erbrachten schließlich genetisch unterschiedliche Typen des Albinismus bei den beiden Eltern: Beide waren homozygot für Albinismus. Es bestand jedoch eine sogenannte Heterogenie oder Genokopie, d. h. einem phänotypischen Merkmal lag in dem einen Falle die Mutation eines Locus und im anderen Falle eines anderen Locus zugrunde.

In der Sprache der genetischen Symbole, in der rezessive Allele grundsätzlich mit Klein- und dominante Allele mit

Großbuchstaben dargestellt werden, sieht diese Situation folgendermaßen aus:

Die Mutter besitzt homozygot das rezessive Allel a :   aa,
der Vater das Allel b :   bb.

Bei der Mutter können wir für den Locus b mit hoher Wahrscheinlichkeit annehmen, daß ein dominantes Allel existiert, wobei jedoch nicht entschieden werden kann, ob es homo- oder heterozygot vorliegt; das gleiche gilt für den Locus a beim Vater.

Besteht in beiden Loci beider Eltern Homozygotie, also die Konstitution aaBB bei der Mutter und AAbb beim Vater, so können alle Kinder von der Mutter nur a und B und vom Vater nur A und b erben, denn sie erhalten von jedem Elterteil pro Locus nur eines der beiden Allele. Dieser Vorgang wird folgendermaßen symbolisiert:

Eltern (P)	Mutter	Vater
Symbol:	♀ oder ○	♂ oder □
genetische Konstitution	aaBB	AAbb
Gameten	Eizelle aB	Spermium Ab
genetische Konstitution der **Kinder** (F_1)	AaBb	

Die Kinder müssen also untereinander gleich sein.

Besteht jedoch nicht in beiden Loci bei beiden Eltern Homozygotie, können sich die Kinder in den Allelen, die sie erben, und damit auch im Phänotyp voneinander unterscheiden, wie z. B.

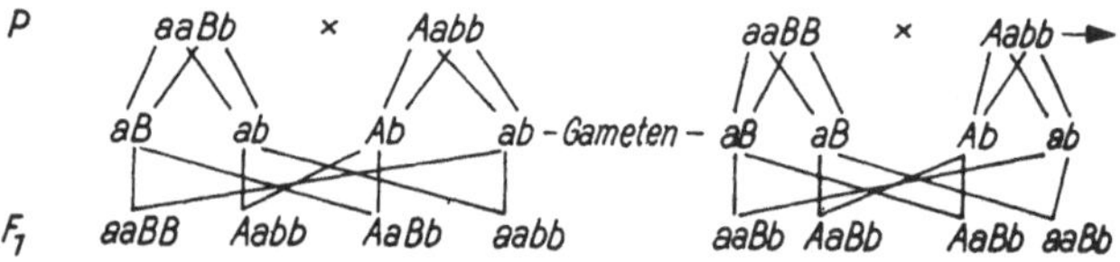

Aus der Erscheinung der Heterogenie ergeben sich für die medizinisch-genetische Praxis ganz erhebliche Konsequenzen:

Das eben abgehandelte Beispiel zeigt die Unterschiedlichkeit des Risikos für Kinder aus einer Homozygotenpaarung, je nachdem, ob Homo- oder Heterogenie vorliegt. Nun stellt der Albinismus totalis ein sehr seltenes Krankheitsbild dar, dem Mutationen wahrscheinlich nur weniger verschiedener Loci zugrunde liegen können und bei dem es außerordentlich selten zu Homozygotenpaarung kommt. Weitaus größere Bedeutung erlangt die Erscheinung der Heterogenie dagegen bei anderen Erbkrankheiten wie etwa bei der Taubheit. Schwer Hörgestörte heiraten verständlicherweise´ aus Gründen der gemeinsamen Erziehung und der Eigenheit ihres Leidens sehr oft untereinander (Homogamie). 90% der Partner Tauber sind ebenfalls taub. Dabei weist die Taubheit hinsichtlich der Ätiologie eine beträchtliche Heterogenität auf. Sie kann exogen durch Embryopathien oder frühkindliche Infekte entstehen; sie ist jedoch vielfach auch genetisch und dann häufig wieder durch die Homozygotie rezessiver Allele unterschiedlicher Loci bedingt. Die Frage nach dem Risiko für die Nachkommenschaft spielt deshalb in entsprechenden Familien bzw. bei Patienten und ihren Partnern eine große Rolle. Kann überhaupt zwei von Geburt an schwer Hörgestörten zu Kindern geraten werden und mit welchem Risiko? Die Wahrscheinlichkeit, daß Gehörlose wieder ausschließlich gehörlose Kinder haben, liegt bei 100%, wenn ein rezessiv erblicher Defekt und Homozygotie für das gleiche Allel vorliegen. Heterogenie für Taubheit läßt sich nicht direkt nachweisen, da man den Weg von den Genen zum Phän noch nicht so genau kennt, wie z. B. beim Albinismus. Hier ist es möglich, an Hand des Stoffwechseldefektes in der Synthesekette des Melanins genau das fehlende bzw. defekte Enzym zu ermitteln und damit auf die beteiligten Loci bei den Eltern zu schließen. Im Falle der Taubheit sind nur indirekte Schlüsse möglich. Am wahrscheinlichsten besitzen beide Partner das gleiche Gen für Taubheit, wenn sie es von einem gemeinsamen Vorfahren geerbt haben. Diese Verwandtschaft kann — wie später noch gezeigt werden wird — sehr weitläufig sein und über sehr viele Generationen zurückreichen, so daß sich die Patienten ihrer gar nicht bewußt sind. Teilweise gibt dann die Herkunft der entsprechenden Familien aus dem gleichen Ort oder der gleichen Gegend einen gewissen Hinweis. Für Kinder miteinander verwandter Eltern wird also auf Grund einer wahrscheinlichen Homogenie das Risiko, ebenfalls an einer Hörstörung zu leiden, auf Grund des 1. MENDELschen Gesetzes auf bis zu 100% einzuschätzen sein.

Aber auch bei nachweislichem Vorliegen unterschiedlicher rezessiver Hörstörungstypen liegt das Risiko höher als vergleichsweise bei einer entsprechenden Situation für den Albinismus.

Gegenwärtig kennt man ca. 32 Loci, in denen rezessive Mutationen zu einer schweren, angeborenen Hörstörung führen. Wahrscheinlich besitzt etwa jeder 10. Normalhörende heterozygot ein derartiges Allel.

Geht man von zwei homozygot tauben Partnern aus, aaBB × AAbb, so sind nur heterozygote, normale Kinder zu erwarten, da keine zusätzliche Heterozygotie für das Normalallel vorliegt. Mit einer solchen Konstellation, z. B. aaBb × AAbb, muß aber gerade bei der Taubheit gerechnet werden. Es ist ein außerordentlich seltenes Ereignis, daß ein Albino wiederum ein Albino heiratet. Dagegen heiraten 90% der Gehörlosen untereinander, und

zwar schon viele Generationen der Menschheitsge-
schichte lang. Durch dieses laufende Ineinanderkreuzen
von Allelen verschiedener Loci für die Taubheit hat mit der
Zeit eine Selektion, eine Auswahl, stattgefunden und eine
Ansammlung solcher Allele in den betreffenden Familien.
Wie schnell es dazu kommt, sehen wir am Beispiel unserer
beiden Ausgangspartner aaBB × AAbb: Aus dieser
Paarung gehen bereits Kinder hervor, die an zwei Gen-
orten rezessive Allele für Taubheit besitzen. Trifft nun
eine Person mit einer derartigen Genkonstitution auf
einen Partner, der ebenfalls hererozygot für eines dieser
Allele ist, kann daraus schon Taubheit bei der nächsten
Generation resultieren, wobei der Patient neben der
Homozygotie für den einen Locus noch eine Heterozygotie für den anderen aufweist: aaBb. Dieser Hörgeschädigte
wird wahrscheinlich wieder einen tauben Partner heiraten,
und schon besteht die Möglichkeit der Einkreuzung eines
dritten Gens für Taubheit, wobei der Träger vollkommen
normal hörend sein kann.

In derartigen Familien — das gilt nicht nur für die
Hörstörungen — ist natürlich eine Erbberatung außerordentlich wichtig und für jedes einzelne Familienmitglied
wünschenswert. Es ist zur Zeit noch nicht möglich, die
komplizierten genotypischen Verhältnisse bei der Taubheit genau aus dem Phänotyp zu erkennen. Aber aus
diesem Beispiel läßt sich entnehmen, daß folgende
Punkte für die Ermittlung von Risikoziffern wichtig
sind:

a) Feststellung, ob ein Krankheitsbild erblich ist oder
nicht. Nicht jeder angeborene Schaden ist auch erblich.

b) Eine genaue Differentialdiagnose innerhalb eines
zunächst einheitlich erscheinenden Krankheitsbildes, die
den Schluß auf Heterogenie ermöglicht.

c) Feststellung von Heterozygotie rezessiver Allele. In
der Otologie lassen sich ganz normal hörende Heterozygote z. T. an Hand charakteristischer Mikrosymptome
im Audiogramm erkennen.

1.2.1.4. *Polygenie*

Neben der Reinerbigkeit und der Heterogenie muß schließlich noch die Erscheinung der Polygenie bei der Anwendung der MENDELschen Gesetze beachtet werden. Bei den bisher betrachteten Beispielen handelte es sich immer um monogen bedingte Merkmale, d. h. ein einziger Locus determiniert das jeweilige Merkmal. Im Grunde genommen stellt diese Monogenie jedoch wiederum nur ein Extrem einer ganzen Skala von Möglichkeiten dar, an dem sich Erbgänge besonders leicht verfolgen lassen. Der größte Teil der normalen oder abnormen Eigenschaften des Menschen steht aber unter dem Einfluß mehrerer, ja vieler Gene. Das Größenwachstum z. B. steuern nicht nur Gene, die mit dem Endokrinium zusammenhängen, sondern auch solche, die Stoffwechselprozesse — Aminosäurestoffwechsel, Mineralsalze — und damit in Verbindung stehend Absorptionsvorgänge im Gastrointestinalsystem oder die Nierenfunktion beeinflussen. Schließlich spielen bei diesen Erscheinungen noch Umwelteinflüsse — in unserem Beispiel vor allem in Form der Nahrungszusammensetzung und -menge in kritischen Entwicklungsphasen — eine wichtige Rolle. Alle diese Faktoren zusammen bestimmen in ihren Wechselbeziehungen und in ihrer Summe die Ausprägung eines polygen bedingten Merkmals, wie etwa die Endgröße des Individuums. Man spricht deshalb auch von multifaktorieller Bedingtheit. Dabei kann trotz der Summation der Defekt einer einzigen Komponente bereits zum begrenzenden Faktor werden. Ein isoliertes monogen bedingtes Fehlen des Wachstumshormons etwa wird allein schon zum Zwergwuchs führen (hypophysärer Zwergwuchs).

Wir sind noch weit davon entfernt, bei polygen bedingten Merkmalen die ganze Komplexität des Geschehens, an dem eine unbestimmbare Anzahl von Genen in sehr unterschiedlicher Weise auf den verschiedensten Ebenen beteiligt ist, im Sinne einer Gen-Phän-Beziehung zu durchschauen. Das Problem wird später noch einmal eingehender zu behandeln sein. Die MENDELschen Gesetze lassen sich auf jeden Fall auf derartige Merkmale nicht anwenden, da die Voraussetzungen dafür nicht erfüllt sind. Homozygotie etwa läßt sich, wie wir gesehen haben, bereits für einen einzigen Locus nur unter bestimmten Bedingungen sichern, viel weniger für eine große Anzahl von Genen eines Individuums. Wenn also die Kinder einer blonden Frau und eines schwarzhaarigen Mannes, um auf das Anfangsbeispiel zurückzukommen, in ihrer Haarfarbe Unterschiede aufweisen, so besteht darin keine Ausnahme oder gar Durchbrechung eines MENDELschen Gesetzes, sondern dieses Merkmal steht nur außerhalb seiner Anwendbarkeit.

1.2.2. *Zweites Mendelsches Gesetz: Spaltungsregel*

Kreuzt man die F_1-Generation unter sich (Bruder—Schwester-Inzucht), so sind die F_2-Individuen nicht mehr gleich, sondern spalten im Verhältnis $1:2:1$ in verschiedene Genotypen auf. 50% sind wieder heterozygot, 25% homozygot dem einen Ausgangstyp und 25% homozygot dem anderen Ausgangstyp gleich. Im Falle eines dominanten Erbganges ergibt sich dabei ein $3:1$-Spaltungsverhältnis der Phänotypen.

Beim Menschen wird natürlich keine Bruder—Schwester-Inzucht betrieben. Trotzdem bildet diese Regel ein Kernstück der medizinischen Genetik. Während die 1. MENDELsche Regel die erste Tochtergeneration (1. Filial-Generation oder F_1) zweier homozygoter Eltern (Parental-Generation oder P) beschreibt, behandelt das 2. MENDELsche Gesetz die zweite Tochtergeneration (2. Filial-Generation oder F_2). Unterscheiden sich die Eltern in der P-Generation in ihren Allelen, handelt es sich bei der F_1 um untereinander gleiche Heterozygoten. Das zweite MENDELsche Gesetz gibt also von daher betrachtet Auskunft über die Nachkommen zweier hinsichtlich ihrer Allele gleicher Heterozygoter. Es ergeben sich dabei folgende vier Möglichkeiten der Allelkombination:

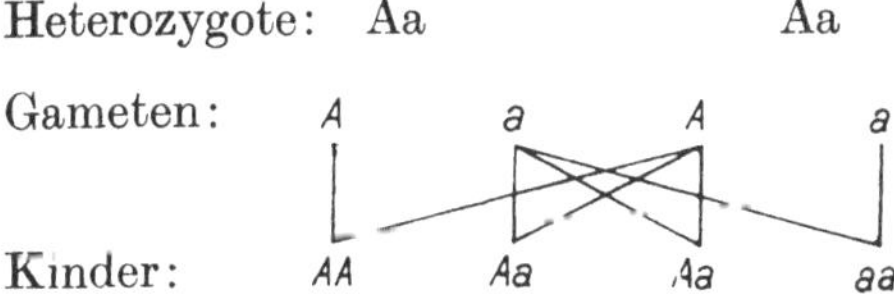

1.2.2.1. Grenzen und Möglichkeiten erbprognostischer Aussagen auf Grund des zweiten Mendelschen Gesetzes

Besitzen die Heterozygoten jeweils ein rezessives (a) und ein dominantes Allel (A), so wird in der F_2 das Merkmal a phänotypisch wieder auftreten, das bei den Individuen der F_1 durch die Wirkung des dominanten Allels A verdeckt war. Setzt man voraus, daß sich die Allele eines Locus zufällig auf die Nachkommen verteilen, d. h. daß ein Kind eines Heterozygoten mit der gleichen Wahrscheinlichkeit entweder A oder a ererbt, so läßt sich die Wahrscheinlichkeit für die Entstehung hetero- und homozygoter Kinder bzw. der entsprechenden Phänotypen bereits aus dem Kreuzungsschema ablesen:

Genotyp	1 AA	:	2A a	:	1 aa
Phänotyp			3	:	1

In einem Beispiel sei gleichzeitig auf eine Fehlermöglichkeit bei der Handhabung des Gesetzes hingewiesen: Ein Kind mit dem Phänotyp Phenylketonurie und dem entsprechenden Genotyp aa wird geboren. Beide normalen Eltern müssen außer dem weitervererbten a noch ein Wildtypallel A besitzen und somit untereinander gleiche Heterozygoten Aa darstellen. Ein wichtiges Problem für Eltern und betreuenden Arzt besteht nun in dem Risiko für weitere Kinder aus der gleichen Paarung. Die Aufspaltungszahlen lassen 25% normal Homozygote, 50%

Heterozygote, zusammen also 75% phänotypisch gesunde und 25% homozygot geschädigte Nachkommen erwarten. Dabei handelt es sich, wie wir bereits aus der Ableitung ersehen, um statistische Zahlen, die nicht in dem Sinne verstanden werden dürfen, daß nach dem ersten kranken Kind das Risiko für die nächstfolgenden niedriger liegt. Aus der Spaltungsregel läßt sich nur die Wahrscheinlichkeit einer Schädigung für jedes Kind ableiten, und die ist unabhängig von allen vorhergehenden Geburten jeweils 1 : 3. Man darf nicht in den Fehler verfallen, zu meinen, auf das erste kranke Kind müßten 3 gesunde folgen, damit das Verhältnis 1 : 3 gewahrt bleibe, oder das Risiko für das zweite Kind errechne sich aus der Wahrscheinlichkeit der Aufeinanderfolge zweier solcher Fälle und betrage mit $1/3 \times 1/3 = 1/9$. Aus solchen Irrtümern können sich ernste praktische Konsequenzen bei der Familienberatung ergeben. Wir wissen vielmehr, daß — unabhängig von vorausgegangenen Kindern — auf Grund der Zufallsverteilung der Allele auf die Nachkommenschaft das Risiko bei einer Paarung immer gleichbleibt.

Das zweite MENDELsche Gesetz gibt uns nur Verhältniszahlen. Darin liegt die Ursache für eine oft sehr hemmende Unsicherheit in den Aussagen der medizinischen Genetik. Während das 1. MENDELsche Gesetz noch ganz konkrete Aussagen über jedes Individuum in der F_1 ermöglicht, vermögen wir beim 2. MENDELschen Gesetz nur Wahrscheinlichkeiten anzugeben, die auf der Zufallsverteilung von Allelen in der F_1 beruhen. Das Beispiel der Phenylketonurie bezog sich auf ein rezessives Merkmal bzw. einen rezessiven Erbgang. Entsprechende Verhältniszahlen lassen sich natürlich auch für Dominanz ableiten. Dominant verhielt sich dabei das Wildtypallel.

Von den über 500 bekannten dominant erblichen Defekten beim Menschen sei hier die Achondroplasie herausgegriffen, die als Typ des unproportionierten Zwergwuchses weithin bekannt ist, weil entsprechende Personen auf Grund ihrer Anomalien bei Schaustellungen und im

Zirkus aufzutreten pflegten. Wie die bereits besprochenen Hörgeschädigten, so heiraten auch Kleinwüchsige meistens untereinander. Aus einer Ehe zweier derartiger Personen sind normale und achondroplastische Kinder in einem Verhältnis von 1 : 3 zu erwarten, wobei 1/3 der letzteren den Defekt homozygot und 2/3 heterozygot aufweisen werden.

1.2.2.2. Kodominanz und intermediäre Vererbung

Es wurde bereits von kodominanten Merkmalen gesprochen, die, determiniert von unterschiedlichen Allelen eines Locus, sich nebeneinander in einem Individuum ausprägen. Für derartige Merkmale ergeben sich ebenfalls die entsprechenden Aufspaltungszahlen:

$$AB0\text{-Blutgruppensystem}: \quad P: \quad AA \times BB$$
$$F_1: \quad AB \qquad AB \times AB$$
$$F_2: \quad 1AA : 2AB : 1BB$$

Weist der Phänotyp eines Heterozygoten Züge sowohl des einen wie des anderen entsprechenden Homozygoten auf, ohne mit einem von beiden jedoch übereinzustimmen, so spricht man von intermediärem Erbgang. Kreuzt man z. B. homozygot rot- mit weißblütigen Rassen der Wunderblume *Mirabilis jalapa*, so erhält man Heterozygote mit blaßrosa Blüten. Beim Menschen müßte man, wie bereits im Zusammenhang mit dem ersten MENDELschen Gesetz erläutert (S. 12), streng genommen die meisten monogen bedingten Merkmale als intermediär bezeichnen. Sobald ein Homozygotieeffekt eintritt, gleichen die Heterozygoten weder den homozygot Normalen noch den heterozygot Geschädigten. Bei der Achondroplasie (PARROT-Syndrom) etwa, einem bekannten Beispiel für dominante Vererbung beim Menschen, weisen Homozygote eine wesentlich stärkere Schädigung auf als Heterozygote.

Das gleiche gilt für rezessiv erbliche Stoffwechsel-Krankheiten. Der Begriff „rezessiv" gilt nur für die äußere

Merkmalsausprägung. Auf biochemischer Ebene verhalten sich Heterozygote dagegen intermediär. Sie zeigen Mittelwerte zwischen beiden Homozygoten.

1.2.2.3. Unvollständig dominante oder inkomplett rezessive Vererbung

Nicht immer besteht eine so klare Grenze zwischen der Merkmalsausbildung auf klinischer und subklinischer Ebene. Bei der häufigsten Hyperlipoproteinämie z. B., der Hyper-β-Lipoproteinämie (HARBITZ-MÜLLER-Syndrom), besteht auch bei Heterozygotie eine Hypercholesterinämie, die aber nicht in jedem Fall und dann nur zu wesentlich leichteren klinischen Symptomen als bei Homozygoten führt. Das entsprechende Allel ist somit in seiner Wirkung weder im eigentlichen Sinne dominant noch rezessiv und außerdem offensichtlich noch beeinflußt von anderen Faktoren. Deshalb spricht man generell exakterweise auch nicht von einem rezessiven oder dominanten Gen bzw. Allel, sondern nur von seiner rezessiven oder dominanten Wirkung. Diese kann durch sehr verschiedenartige exogene oder endogene Faktoren modifiziert werden. Umwelteinflüsse, etwa in Form von Eßgewohnheiten — qualitative und quantitative Zusammensetzung des Nahrungsfettes — spielen dabei sicher eine Rolle. Diese Genwirkung kann aber auch durch andere Gene mitbestimmt werden, entweder durch sogenannte modifizierende Nebengene oder, was z. T. das gleiche ist, durch die Summe ganz verschiedener Gene, die zusammen das genetische Milieu oder die genetische Konstitution ausmachen. Pathogenetisch gesehen steuert das entsprechende Gen den Lipoproteinspiegel so, daß es bei einem Defekt zum Rückstau kommt. Dessen Höhe kann aber nun durch die Wirkung der erwähnten exogenen Komponente oder anderer Gene, z. B. durch Enzyme der gleichen Synthesekette, beeinflußt werden, etwa in Form einer unterschiedlichen Syntheserate der Vorstufen oder durch unterschiedlichen Abbau auf biochemischen Nebenwegen. Auf der anderen Seite hängt das Auftreten klinischer Erscheinungen offensichtlich nicht allein von der Höhe des β-Lipoproteinspiegels ab. Wie bei vielen derartigen Störungen reagiert nicht jeder Organismus gleich auf einen solchen Stoffwechseldefekt; der eine toleriert höhere Werte als der andere. Diese Reaktionsweise oder Disposition erweist sich wiederum als abhängig von anderen Genen und von Umweltfaktoren. Ein aus welchen Gründen auch immer zu Gefäßprozessen neigender Organismus wird einen erhöhten β-Lipoproteinspiegel wesentlich schlechter vertragen als ein normal reagierender.

Aus diesem Beispiel lassen sich im Zusammenhang mit dem 2. MENDELschen Gesetz einige Besonderheiten für inkomplette Erbgänge ableiten:

1.2.2.3.1. *Merkmalsfreie Anlagenträger*

Während man bei dominant erblichen Krankheitsbildern davon ausgehen kann, daß normale Personen die Krankheit nicht weitervererben, und bei rezessiven Merkmalen ein Heterozygoter das Merkmal nur weitervererbt, wenn der Partner ebenfalls Anlagenträger ist, können im Falle einer unvollständig rezessiven Vererbung gesunde Personen eine Krankheit auf ihre Kinder vererben, auch wenn der entsprechende Partner das Allel nicht besitzt. Heterozygote können also frei sein für klinische Erscheinungen, müssen aber nicht.

P: aa (krank) × AA (gesund)
F_1: aA (krank) und/oder aA (gesund)
F_2: aa(krank) 2 aA (krank oder gesund) AA (gesund).

Bereits in der F_1 können die Individuen bei gleicher genetischer Konstitution äußerlich verschieden sein. In der F_2 verschieben sich dann die Aufspaltungsverhältnisse je nach dem Erscheinungsbild bei Heterozygoten.

Als wichtige praktische Konsequenz für die Familien-
prognose ergibt sich das Vorkommen merkmalsfreier
Überträger.

1.2.2.3.2. Intrafamiliäre Variabilität, variable Expressivität

Aus der unterschiedlichen Heterozygotenmanifestation
ergibt sich eine intrafamiliäre Variabilität der Merkmalsausbildung, d. h. eine variable Expressivität des entsprechenden Gens. Diese Variabilität kann qualitativer
und quantitativer Natur sein. Letzteres trifft für die
Hyper-β-Lipoproteinämie zu. Während schwer betroffene
Heterozygote arteriosklerotische Gefäßprozesse bereits
im Kindesalter aufweisen, zeigen andere lediglich eine
Neigung zu solchen Erscheinungen in späteren Lebensjahren. Dazwischen liegt ein breites Spektrum von Möglichkeiten.

Kommt es zu qualitativen phänotypischen Unterschieden, lassen sich diese Verhältnisse noch weniger gut
durchschauen. Das MELKERSSON-ROSENTHAL-Syndrom z.
B., eine Symptomentrias aus rezidivierenden Fazialis-
paresen, Schwellungen im Oberlippenbereich und Lingua
plicata tritt selten als Vollbild auf und wird kaum als
solches vererbt. Oft lassen sich bei Verwandten von
Patienten aber einzelne Symptome, also nur die Schwellungen oder die Paresen feststellen. Derartige Mikro- und
Teilsymptome spielen bei der Feststellung klinisch normaler Heterozygoter für die Erbprognostik eine große
Rolle. Man wird also gesunde Verwandte eines Patienten
mit Hyper-β-Lipoproteinämie sehr genau biochemisch
untersuchen und in Sippen, in denen ein MELKERSSON-
ROSENTHAL-Syndrom aufgetreten ist, nach Teilsymptomen
suchen müssen, bevor man einen diesbezüglichen Rat gibt.

1.2.2.3.3. Penetranz und Expressivität

In Familien mit einem unvollständig dominanten Defekt werden nach dem Gesagten mehr klinisch normale

Personen auftreten, als nach den MENDELschen Gesetzen zu erwarten sind: Aus der beim Menschen am häufigsten vorkommenden Paarung Aa × aa gehen durchschnittlich 50% heterozygote (Aa) Merkmalsträger und 50% homozygote (aa) Normalpersonen hervor. Da bei unvollständig dominanter Vererbung aber ein Teil der Heterozygoten ebenfalls als klinisch gesund erscheint, verschieben sich die statistischen Verhältnisse zu deren Gunsten. Daraus läßt sich an Hand eines größeren Materials ein vollständiger von einem unvollständig dominanten Erbgang unterscheiden. Rechnet man die Nachkommen aus Heterozygoten-Homozygotenpaarungen (Aa × aa) zusammen, so werden bei vollständiger Dominanz ungefähr 50% das entsprechende Merkmal aufweisen, bei unvollständig dominantem Erbgang liegt der Prozentsatz darunter. Für das Allel A bedeutet das, es kann sich nicht in jedem Fall bei Heterozygotie phänotypisch manifestieren, es ist nicht vollständig penetrant.

Dieser Begriff der Penetranz darf nicht verwechselt werden mit dem der Expressivität. Expressivität bedeutet Manifestationsstärke eines Gens, Penetranz Manifestationshäufigkeit. Beide Erscheinungen stehen allerdings in einem gewissen Zusammenhang. Eine sehr geringe Expressivität kann ein Unterbleiben der Merkmalsausbildung und damit Verminderung der Penetranz bedeuten. Ein unvollständig dominanter Erbgang entspricht deshalb weitgehend dem, was man als „dominant mit herabgesetzter Penetranz und variabler Expressivität" bezeichnet.

Die Penetranz wird in Prozentzahlen ausgedrückt: Erwartet man in einem statistischen Krankengut nach den MENDELschen Regeln etwa 100 Merkmalsträger (neben 100 Normalpersonen), es ergeben sich jedoch nur 50, neben 150 Normalen, so entspricht das einer Penetranz von 50%.

1.2.2.4. Spaltungsverhältnisse und Risikoziffern bei Polygenie

Die MENDELschen Spaltungsverhältnisse verschieben sich mit der Verminderung der Penetranz. Diese ergibt sich jedoch nicht als allgemeiner Wert gesetzmäßig, sondern muß für jedes Krankheitsbild empirisch aus statistischen Zahlen ermittelt werden. Am Beispiel der Hyper-β-Lipoproteinämie zeigte sich bereits die Beteiligung mehrerer Gene sowie von Umweltfaktoren am Zustandekommen eines unvollständig dominant vererbten Merkmales. Es handelt sich somit um einen Übergang zum polygenen Vererbungstyp oder um ein multifaktoriell — genetische und Umweltfaktoren — bedingtes Merkmal. Die Grenze zu dem, was man im engeren Sinne unter polygenem Vererbungstyp bezeichnet, ist dabei fließend.

Während bei unvollständiger Dominanz der Phänotyp noch im wesentlichen durch ein dominant wirkendes sogenanntes Hauptgen unter Beteiligung modifizierender Nebengene bestimmt wird, prägt sich der Phänotyp bei polygener Vererbung auf der Basis einer Summation der Wirkung vieler Gene aus. Deshalb und auf Grund der für die Polygenie charakteristischen Umweltkomponente lassen sich Spaltungsziffern für diesen Vererbungstyp aus dem 2. MENDELschen Gesetz nicht ableiten.

1.2.3. Drittes Mendelsches Gesetz: Regel von der Neukombination der Gene

Kreuzt man Individuen, die sich in mehr als einem Merkmal voneinander unterscheiden, so mendelt jedes Merkmal unabhängig von dem anderen, und es treten in der F_2 Neukombinationen auf.

Dieses Gesetz erscheint zunächst ganz selbstverständlich, da erfahrungsgemäß etwa die Blutgruppen des ABO-Systems unabhängig vererbt werden von der Hämophilie oder der Kurzsichtigkeit und anderen erblichen Merkmalen. Es gibt jedoch auch Ausnahmen, die das Gesetz zunächst in Frage stellen bzw. eine Modifizierung notwendig machen.

1.2.3.1. Kopplung, Kopplungsgruppen

Vom MN-Blutgruppensystem wissen wir, daß es immer zusammen mit dem Ss-System vererbt wird. Ist also die Mutter MS und der Vater Ns, dann können die Kinder nicht Ms oder NS sein, sondern müssen die Allele beider Genorte kombiniert von einem Elternteil erhalten. Solche Eigenschaften, die gemeinsam vererbt, aber von verschiedenen Loci codiert werden, nennt man gekoppelt, sie bilden eine Kopplungsgruppe. Beim Menschen sind bisher über 30 solcher Kopplungsgruppen bekannt. Eine davon besteht z. B. aus den Loci für das AB0-Blutgruppen-System, für das Nagel-Patella-Syndrom (Osteo-Onychodysplasie) und für die Adenylkinase; eine andere für die des Rh-Blutgruppen-Systems und der Elliptozytose. Die bekannteste Kopplungsgruppe bilden die geschlechtsgebunden vererbten Merkmale. Es ist schon sehr lange bekannt, daß eine ganze Reihe von erblichen Krankheitsbildern bzw. Merkmalen (gegenwärtig fast 100 gesichert) fast ausschließlich oder besonders schwer im männlichen Geschlecht auftreten. Dazu gehören u. a. die Hämophilie, verschiedene Typen der Farbenblindheit, die Unfähigkeit, vollaktive Glukose-6-Phosphat-Dehydrogenase zu synthetisieren, und die Xg-Blutgruppe.

MENDEL ist in seinen Versuchen zufällig nicht auf eine solche Kopplungsgruppe gestoßen und ahnte deshalb nichts von deren Existenz, zumal die zytologischen Grundlagen der Vererbung damals noch vollkommen unbekannt waren. Wir wissen heute, daß die den phänotypischen Merkmalen zugrunde liegenden Gene in den Chromosomen liegen. Nicht die Gene werden also unabhängig voneinander vererbt, sondern die Chromosomen.

3*

Auf diese Weise entspricht — abgesehen von später zu
behandelnden Einschränkungen — zunächst einmal jedes
Chromosom einer Kopplungsgruppe.

1.2.3.2. Die Chromosomen des Menschen

Der Mensch hat 46 Chromosomen, davon 44 Autosomen und 2 Gonosomen oder Geschlechtschromosomen.
Von den Autosomen bilden jeweils zwei ein Paar morphologisch und funktionell homologer Chromosomen, die hinsichtlich ihrer Loci einander entsprechen. Somit besitzt der
Mensch 22 unterschiedliche autosomale Kopplungsgruppen. Die beiden Gonosomen, das X- und das Y-Chromosom, haben dagegen nach dem heutigen Wissensstand
keine homologen bzw. identischen Loci.

Es gibt eine Reihe internationaler Vereinbarungen, die
jeweils nach dem Ort der entsprechenden Konferenzen
benannt sind (Denver 1960, London 1963, Chicago
1966, Paris 1971), nach denen die 46 Chromosomen
des Menschen klassifiziert und je nach ihrem normalen
oder aberranten Zustand mit Symbolen belegt werden.

Danach erhalten die 22 Paare homologer Autosomen,
nach Größe und Lage des Zentromers geordnet, die Nu-
merierung 1—22. Morphologisch ähnliche Chromosomen-
paare werden zu den Gruppen A bis G zusammengefaßt.
Innerhalb dieser Gruppen lassen sich die unterschiedlichen Chromosomen z. T. nur mit speziellen Färbemethoden (Banding-Technik, s. Abb. 2) unterscheiden. Bei der
Beschreibung des Karyotyps gibt man zunächst die Ge-
samtanzahl der Chromosomen und, durch ein Komma getrennt, den Gonosomenstatus an:

46,XY   normaler männlicher Karyotyp
47,XXX Trisomie X

Nach einem weiteren Komma folgen Angaben über autosomale Anomalien.

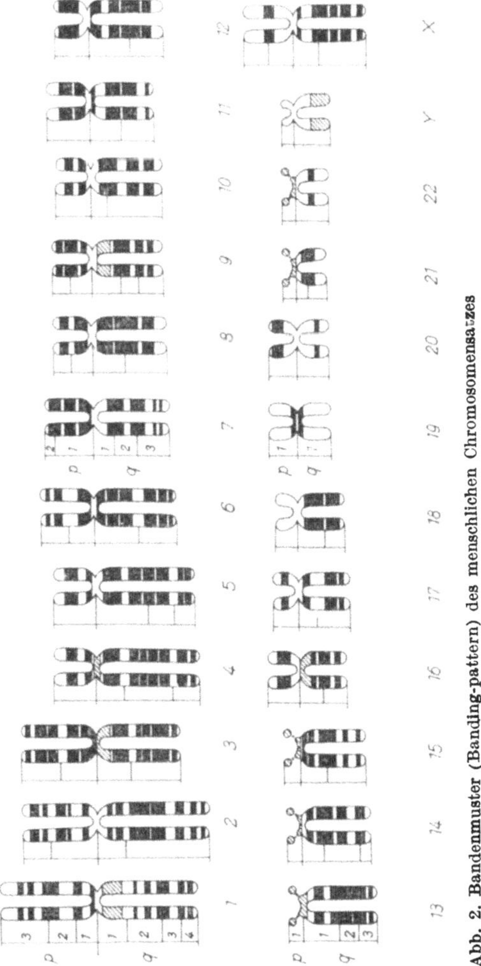

Abb. 2. Bandenmuster (Banding-pattern) des menschlichen Chromosomensatzes

Folgende Symbole sind von Wichtigkeit:

q: langer Chromosomenarm

p: kurzer Chromosomenarm

+ (vorangestellt): zusätzliches vollständiges Autosom
47,XX,+21 = Trisomie 21

− (vorangestellt): fehlendes vollständiges Chromosom
45,XX,−21 = Monosomie 21

+ bzw. − (nachgestellt): Vergrößerung bzw. Verkürzung eines
Chromosomenabschnittes oder -arms
46,XY,1q+

t (vorangestellt): Translokation

Die an der Translokation beteiligten Chromosomen folgen in
Klammern, getrennt durch ein Semikolon
46,XY,t(Bp−; Dq+) oder 46,X,t(Xq+; 16p−)

Handelt es sich um eine ROBERTSON-Translokation, bleibt das
Semikolon weg
46,XX,−D,+t(DqGq)
/: Schrägstrich zwischen zwei Zelltypen eines Mosaiks
46,XX/47,XXY

Vorangestellte Symbole für Aberrationen:

inv:	Inversion	i:	Isochromosom
r:	Ringchromosom		
dic:	dizentrisches Chromosom		
ace:	azentrisches Fragment		
end:	Endoreduplikation		
mar:	Marker-Chromosom		
s:	Satellit		
n:	sekundäre Konstriktion		

1.2.3.3. *Methoden zur Feststellung von Kopplungsgruppen und zur Genlokalisation*

1.2.3.3.1. *Stammbaumuntersuchungen*

Der Verdacht auf Kopplung besteht immer dann, wenn
zwei von unterschiedlichen Loci determinierte Merkmale
in einer Sippe kombiniert vererbt werden. Am besten eignen sich dazu nicht letale, dominant erbliche Eigenschaften, die über mehrere Generationen verfolgt werden

können, wie etwa die Blutgruppen. Deshalb wurden mit dieser Methode vor allem Kopplungsgruppen mit Blutgruppenmerkmalen gefunden:

AB0-System und Nagel-Patella-Syndrom
AB0-System und **A**denylkinase
DUFFY-System und Cataracta zonularis

Es besteht dabei keine Korrelation zwischen den Allelen, d. h. in einer Familie kann das Nagel-Patella-Syndrom mit der Blutgruppe A, in einer anderen mit der Blutgruppe B oder 0 kombiniert sein.

Mit Hilfe solcher Erbgangsanalysen läßt sich eine Kopplung jedoch nur zwischen relativ eng benachbarten Genen nachweisen, da die Chromosomen auf Grund meistens mehrfachen Crossing overs in der Meiose nicht als geschlossene Funktionseinheiten, sondern als Produkte eines Faktorenaustausches zwischen dem mütterlichen und dem väterlichen Homologon auf die nächste Generation weitergegeben werden. Je weiter dabei die einzelnen Loci auf einem Chromosom auseinanderliegen, desto größer ist die Wahrscheinlichkeit eines Crossing overs zwischen beiden, wodurch die Kopplung phänotypisch nicht mehr in Erscheinung tritt. Je näher andererseits zwei Gene nebeneinanderliegen, desto seltener tritt Crossing over zwischen ihnen auf; desto häufiger werden sie auch kombiniert weitergegeben. Aus dieser Proportionalität zwischen Distanz und Crossing-over-Häufigkeit ergibt sich eine Möglichkeit zur Messung der relativen Abstände zwischen gekoppelten Loci. Dabei bedeutet Faktorenaustausch bzw. Crossing over in 1% der Fälle (= eine Maßeinheit, ausgedrückt in MORGAN, M) eine sehr enge Kopplung, während bei 50 M bereits keine Kopplung mehr nachweisbar ist, da auch die Wahrscheinlichkeit der Kombination von Loci unterschiedlicher Chromosomen bei 50% liegt. Beim Menschen sind derartige Distanzmessungen in Anbetracht des für die Feststellung von Austauschraten notwendigen großen Materials im wesentlichen erst für das X-Chromosom gelungen (s. S. 36).

1.2.3.3.2. Geschlechtsgekoppelte Vererbung

Da der Mann ein X- und ein Y-Chromosom und die
Frau zwei X-Chromosomen besitzen, kann aus den phäno-
typischen Geschlechtsunterschieden auf die Gene der
Gonosomen geschlossen werden.

1.2.3.3.2.1. Kopplungsgruppe Y-Chromosom

Am einfachsten scheint sich für eine Genbestimmung
das Y-Chromosom zu eignen, das nur beim Mann vorkommt. Die meisten Merkmale, die ausschließlich im
männlichen Geschlecht auftreten und von denen man
deshalb glaubte, sie würden mit dem Y-Chromosom vom
Vater auf den Sohn vererbt, haben einer genauen Nach-
prüfung nicht standgehalten. Eine Y-chromosomale
Lokalisation und damit eine holandrische Vererbung ließ
sich nur für wenige Gene verifizieren. Dazu gehören die
genetische Information für die Determination der männlichen Geschlechtsentwicklung und Gene für das Längen-
wachstum. Allerdings sterben 95% der Embryonen mit
nur einem X- ohne weiteres Gonosom ab, während Keime
mit der Gonosomenkonstitution XY ja normal entwick-
lungsfähig sind. Das Y-Chromosom muß also noch eine
genetische Potenz besitzen, die das Überleben einer kritischen frühembryonalen Phase gewährleistet.

1.2.3.3.2.2. Kopplungsgruppe X-Chromosom, X-chromosomale Vererbung

Die meisten nur von männlichen Merkmalsträgern bekannten Eigenschaften bzw. Krankheitsbilder zeigen
keine Vater—Sohn-Vererbung über das Y-Chromosom,
sondern werden mit einem X-Chromosom über gesunde

Überträgerinnen, sogenannte Konduktorinnen, von deren Vätern auf die Söhne vererbt. Diese Erscheinung merkmalsfreier Überträger hatten wir bereits bei unvollständig dominanter Vererbung festgestellt. Die Ursache lag dabei jedoch in einer variablen Expressivität. Im Falle des X-Chromosoms handelt es sich dagegen um rezessive Gene, die sich im weiblichen Geschlecht nicht manifestieren, weil hier noch ein zweites homologes X-Chromosom mit den entsprechenden dominanten Normalallelen existiert. Der Mann mit der Gonosomenkonstitution XY besitzt dagegen jeweils nur ein X-chromosomales Gen (Hemizygotie) ohne homologes Gegenstück. Dadurch können rezessive Allele phänotypisch wirksam werden.

Schließlich gibt es noch einen weiteren Vererbungstyp, bei dem nur männliche Merkmalsträger auftreten, der autosomal dominante Erbgang mit geschlechtsbegrenzter Manifestation im männlichen Geschlecht. Dazu ein Beispiel: Eine Kombination von Hörverlust und im 3. und 4. Lebensjahrzehnt zum Tode führender Niereninsuffizienz, das ALPORT-Syndrom, wird dominant vererbt, wobei jedoch weibliche Anlagenträger häufig gar keine klinischen Symptome aufweisen. Es muß sich dabei um einen autosomalen Erbgang handeln, da eine Vererbung vom Vater sowohl über Töchter (Y-chromosomaler Erbgang ausgeschlossen) als auch über Söhne (X-chromosomaler Erbgang ausgeschlossen) stattfindet. Dieses Kriterium entfällt jedoch, wenn es sich um einen letalen Defekt handelt oder die Merkmalsträger infertil bleiben. So tritt z. B. die Testikuläre Feminisierung nur bei chromosomal normal männlichen Individuen auf. Diese Patienten besitzen Hoden, entwickeln sich jedoch somatisch und psychosexuell in weiblicher Richtung. Das Syndrom wird über fertile Frauen weitervererbt, die Merkmalsträger selbst sind aber steril. Deshalb kann letztlich bei der Testikulären Feminisierung und entsprechenden anderen Krankheitsbildern nicht an Hand des Erbganges zwischen autosomalen und X-chromosomalen Genen unterschieden

werden. Dazu sind weitere, für das X-Chromosom spezifische Methoden notwendig:
— Kopplungs-Nachweis mit einem sicher X-chromosomalen Genort.

Es gibt X-chromosomale Loci, die die effektive Fruchtbarkeit ihrer Träger nicht beeinflussen, wie z. B. die Gene
für bestimmte Farbsinnschwächen oder für die Xg-Blutgruppe. Von Merkmalen, die in entsprechenden Sippen
im männlichen Geschlecht kombiniert mit einer sicher
X-chromosomal determinierten Eigenschaft vererbt werden, wie z. B. ein bestimmter Typ der Muskeldystrophie
mit der Deuteranopie, kann man mit großer Wahrscheinlichkeit ebenfalls eine X-chromosomale Bedingtheit annehmen.
— Der LYON-Effekt bei X-chromosomalen Genen:

Da die Frau zwei X-Chromosomen besitzt, der Mann
jedoch nur eines, muß ein Dosiskompensationsmechanis-
mus für solche X-chromosomale Gene existieren, die nicht
mit der Sexualentwicklung im Zusammenhang stehen. Es
läßt sich nämlich nachweisen, daß z. B. die Aktivität
X-chromosomal codierter Enzyme zwischen den Geschlechtern nicht wesentlich differiert, eine additive Wirkung homologer Gene der zwei X-Chromosomen der Frau
also nicht eintritt.

Eines der bekanntesten Enzyme, dessen Genort auf
dem X-Chromosom liegt, ist die Glukose-6-Phosphat-
Dehydrogenase (G6PD). G6PD katalysiert die Oxidation
des Glukose-6-Phosphates zu 6-Phosphogluconat im sogenannten Pentoseweg (Abb. 3). Bei einem Defekt des
Enzyms kommt es über eine Störung dieser Reaktion
auf indirektem Weg zu einer Hemmung der Glykolyse, vor
allem in den Erythrozyten, und damit zu deren vor-
zeitigem Zerfall, d. h. klinisch zur hämolytischen Anämie.
Elektrophoretisch lassen sich u. a. die in ihrer Enzymaktivität gleichen Varianten A und B unterscheiden, die
von den Allelen Gd^A und Gd^B determiniert werden. Beim
Mann tritt jeweils nur eine (Abb. 4) der Varianten auf;
bei der Frau können sie gemeinsam vorkommen. Die

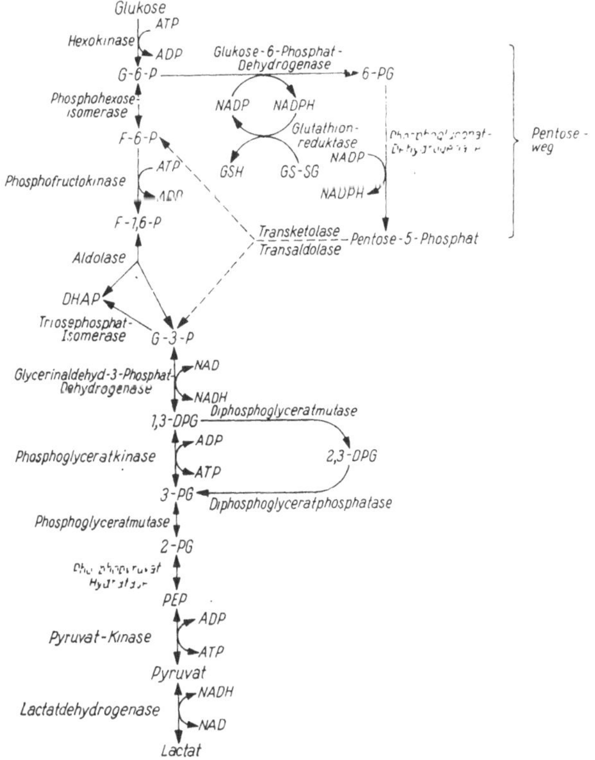

Abb. 3. Glukosestoffwechsel in Erythrozyten (aus HARRIS 1974)

Enzymaktivität liegt jedoch in jedem Fall bei 100%, obwohl der Mann mit einem X-Chromosom nur ein Allel für das Enzym besitzt.

Zur Erklärung einer solchen Dosiskompensation hat Mary LYON 1961 eine heute nach ihr benannte Hypothese aufgestellt. Aus Versuchen mit Mäusen, deren Fellfärbung X-chromosomal gesteuert wird, zog sie den Schluß, daß bei Säugetieren einschließlich des Menschen jeweils nur ein X-Chromosom in jeder Zelle genetisch aktiv ist. Als morphologischen Ausdruck der Inaktivierung des anderen X-Chromosoms deutete sie ein bereits von BARR und BERTRAM 1949 entdecktes geschlechtsdifferent auftretendes, der Kernmembran anliegendes Körperchen. Dieser sogenannte BARR-Körper (X-Chromatin) läßt sich auch beim Menschen nachweisen. Er entspricht dem größten Teil eines in der Interphase nicht entspiralisierten und auf diese Weise inaktiven X-Chromosoms. Danach verhält sich also in der weiblichen Zelle

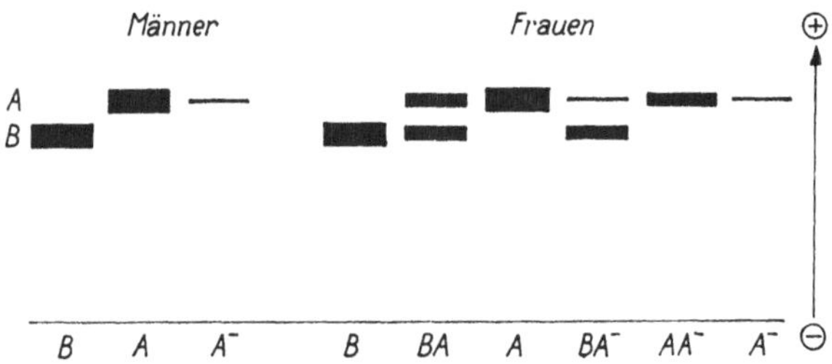

Abb. 4. Verteilung der G6PD-Varianten A und B bei Männern und Frauen (nach HARRIS 1974)

nur ein X-Chromosom wie die übrigen Chromosomen, indem es sich nach der Mitose entspiralisiert und die Aktivität seiner Gene entfaltet. Das andere und bei Individuen mit mehr als zwei X-Chromosomen alle übrigen, erweisen sich als heterozyklisch und heterochromatisch. Um welches der X-Chromosomen es sich dabei handelt, um das von der Mutter oder vom Vater ererbte, ist von Zelle zu Zelle weitgehend unterschiedlich. Verfolgt man diese Erscheinung zurück bis in die Embryogenese, so lassen sich BARR-Körper beim Menschen zum ersten Mal etwa am 12. Entwicklungstag nachweisen. In diesem Stadium geht offensichtlich eine irreversible Inaktivierung der X-Chromosomen vor sich. Die in der Entwicklung aus diesen Zellen hervorgehenden Klone bleiben konstant hinsicht-

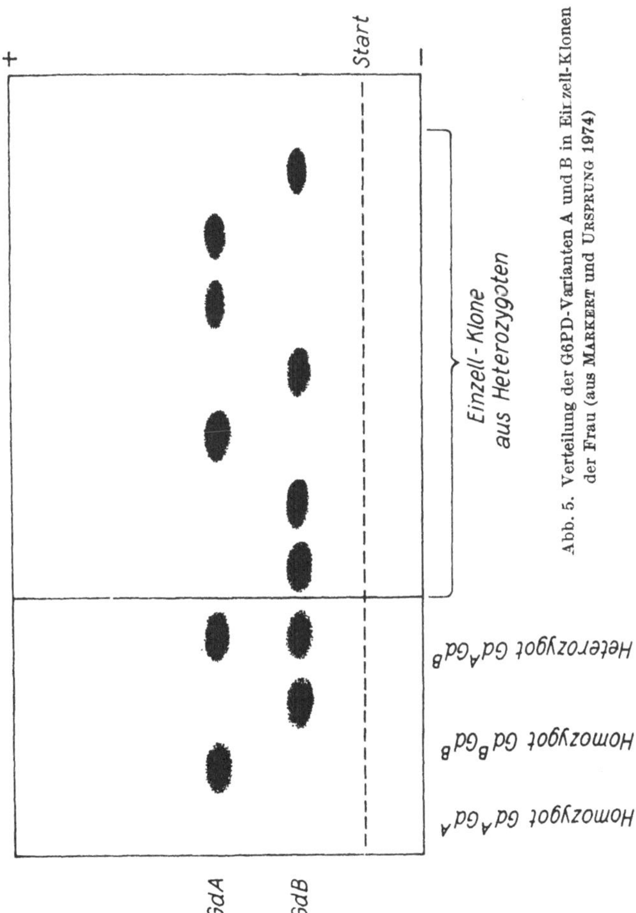

Abb. 5. Verteilung der G6PD-Varianten A und B in Einzell-Klonen der Frau (aus MARKERT und URSPRUNG 1974)

lich des inaktivierten X-Chromosoms. Auf diese Weise setzt sich ein weibliches Individuum aus zwei Zelltypen zusammen, die sich in ihrem inaktivierten X-Chromosom unterscheiden. Eine solche Mosaikstruktur läßt sich sowohl morphologisch-zytologisch als auch funktionell nachweisen. Kommen wir noch einmal auf das Beispiel der G6PD zurück: Bei heterozygoten Frauen (Gd^A Gd^B) treten beide Enzymvarianten in Erscheinung. Jeder ihrer aus Einzell-Kulturen gewonnenen Klone zeigt jedoch nur eine Variante (Abb. 5).

Noch einfacher gelingt der Nachweis bei Heterozygotie einer G6PD-Variante mit herabgesetzter Enzymaktivität. In diesem Falle besteht in den einzelnen Zellen eine differente Glutathionstabilität und eine verschiedene Färbbarkeit mit Nilblau. Auf diese Weise ist bereits im Blutausstrich zu erkennen, daß in etwa 50% der Zellen das eine Allel bzw. X-Chromosom und in der anderen Hälfte das andere wirksam ist.

Nicht jeder X-chromosomale Genort läßt sich mit einer derartigen Methode als solcher nachweisen. Die durch den X-chromosomalen Mosaizismus auf Grund des LYON-Effektes bedingten phänotypischen Besonderheiten entsprechen denen heterozygoter Frauen, geben jedoch meistens einen Anhaltspunkt für die Zugehörigkeit eines Locus zur Kopplungsgruppe des X-Chromosoms.

Mit Hilfe der geschilderten Möglichkeiten gelang es bisher, fast 100 Loci auf dem X-Chromosom zu sichern und weitere wahrscheinlich zu machen. Es bestehen teilweise auch bereits Vorstellungen über die Reihenfolge und den gegenseitigen Abstand einzelner Loci im Sinne einer Chromosomenkarte. In Zusammenfassung der gegenwärtigen Kenntnisse ergibt sich nach RACE und SANGER (1969) bzw. McKUSICK und CHASE (1973) dabei folgendes, z. T. allerdings noch hypothetisches Bild:

langer Arm des X-Chromosoms:

Zentromer———Phosphoglyceratkinase———Hypo-

xanthin-Guanin-Phosphoribosyltransferase — — — Hämophilie A — G6PD — Muskeldystrophie (spez. Typ) —
Deuteranopie — Protanopie

kurzer Arm des X-Chromosoms:

Retinoschisis — Albinismus oculi — RENPENNING-Syn-
drom — Xg — Ichthyosis — FABRY-Syndrom

Es handelt sich hier nur um einzelne Abschnitte der
Arme. Die Zahlen bedeuten den jeweiligen Abstand vom
Xg-Locus, gemessen in den dafür üblichen Einheiten
(MORGAN).

1.2.3.3.3. *Direkte Genlokalisierung mit Hilfe von Chromosomenaberrationen*

Da sich homologe Gene in ihrer Wirkungsdosis addieren,
lag die Annahme eines erhöhten Enzymspiegels etwa bei
Trisomie entsprechender Gene zunächst nahe. Alle Versuche, Gene an Hand derartiger quantitativer Verschiebungen der Eiweißsynthese bei Aneusomie zu lokalisieren,
sind jedoch fehlgeschlagen. In einigen Familien konnte
aber die kombinierte Vererbung einer spezifischen Struk-
turanomalie mit einer phänotypischen Besonderheit beobachtet werden. Auf diese Weise schlossen WEITKAMP
und Mitarb. (1969) auf einen Locus für saure Erythro-
zytenphosphatase im Chromosom 2 bei einer Sippe mit
perizentrischer Inversion. Am sichersten erweisen sich
jedoch Ausschlußanalysen auf Grund von Chromosomenaberrationen. Da z. B. Männer mit einer Deletion des
langen Armes eines Y-Chromosoms eine normale Sexualentwicklung zeigen, kann die entsprechende genetische
Information nicht in diesem Abschnitt liegen. Ebenso
läßt sich auf Grund von erwiesener Heterozygotie bei
partieller Monosomie die Lokalisation entsprechender

Gene auf dem deletierten Chromosomenabschnitt ausschließen. Das HL-A kann z. B. nicht vom kurzen Arm des Chromosoms 5 codiert werden, da sich bei Patienten mit einer Deletion dieses Armes (Cri-du-chat-Syndrom) Heterozygotie für HL-A nachweisen ließ. Schließlich weisen Personen mit Trisomie 21 nicht die typische Symptomatik eines Down-Syndroms auf, wenn ein bestimmter subterminaler Abschnitt in einem der Chromosomen 21 fehlt, d. h. das Syndrom wird durch die Trisomie vor allem dieses Teiles des Chromosoms 21 verursacht (Lejeune 1974).

1.2.3.3.4. Genlokalisierung mit Hilfe der Zellhybridisation

In vitro-Zellen vermögen unter bestimmten Bedingungen, vor allem unter der Einwirkung von Viren, miteinander zu verschmelzen. Auf diese Weise gelingt es, somatische Hybridzellen zwischen unterschiedlichen Arten herzustellen.

Bei Hybridisierung von menschlichen und Mäusezellen entsteht ein Zellklon, in dem allmählich Chromosomen verlorengehen. Auf Grund biochemischer Besonderheiten von Hybridzellen, die schließlich nur wenige oder nur ein einziges menschliches Chromosom besitzen, läßt sich dann auf bestimmte Loci dieses Chromosoms schließen. So gelang es unter anderem, folgende Gene zu lokalisieren (Ruddle 1973):

Peptidase C	— Chromosom 1
Indophenoloxidase	— Chromosom 6
Pyruvatkinase der Leukozyten	— Chromosom 7
Laktatdehydrogenase A und	
Esterase A	— Chromosom 11
Laktatdehydrogenase B und	
Peptidase B	— Chromosom 12
Nukleosidphosphorylase	— Chromosom 14
Thymidinkinase	— Chromosom 17
Glukosephosphat-Isomerase	— Chromosom 19

1.2.3.3.5. Nukleinsäure-Hybridisierung

Gibt man zu Chromosomen, deren DNS nach einem Denaturierungsverfahren in beide Nukleotid-Ketten gespalten vorliegt, eine spezielle, radioaktiv markierte RNS, so verbindet sich diese mit dem komplementären DNS-Abschnitt, und das Gen wird auf Grund der Markierung lokalisierbar. So gelang es PRICE und Mitarb. (1972), die Loci für die α- und β-Ketten des Hämoglobins auf den Chromosomen Nr. 2 und Nr. 4 wahrscheinlich zu machen.

1.2.3.4. Kopplung und freie Kombinierbarkeit der Gene

Das Postulat, daß kombiniert vererbte, von unterschiedlichen Loci codierte Eigenschaften eine Kopplungsgruppe bilden, läßt sich nicht umkehren. Ergeben Erbgangsanalysen keine kombinierte Vererbung, so können die entsprechenden Gene trotzdem auf dem gleichen Chromosom liegen, da Kopplungsgruppen regelmäßig während jeder Meiose durch Crossing over auseinanderreißen. Mikroskopisch lassen sich in diesem Stadium etwa zwei bis vier Chiasmata pro Chromosomenpaar erkennen, was als morphologischer Ausdruck der Crossing-over-Häufigkeit angesehen werden kann. Die freie Kombinierbarkeit der Gene ist demnach im wesentlichen immer nur auf eine Distanz eingeschränkt, die durchschnittlich einem Drittel eines Chromosoms entspricht.

Darin liegt ein objektiver Grund, warum für recht wenige Gene des Menschen bisher eine Kopplung nachgewiesen werden konnte. Ein solcher Nachweis aber ist insofern für die klinische Genetik von praktischer Bedeutung, als eine Kopplung von diagnostischer Wichtigkeit sein kann. Ist in einer Familie z. B. ein Nagel-Patella-Syndrom bekannt, so wird man bei einem potentiell geschädigten Kind die Diagnose in einem Teil der Fälle

schon stellen können, sobald die Blutgruppenbestimmung
im AB0-System möglich ist, also spätestens zum Zeitpunkt der Geburt.

2.   Mutationen

Mutationen sind mit genetischen oder zytologischen
Methoden nachweisbare erbliche Veränderungen des genetischen Materials. Man unterscheidet:

a) Genommutationen,
zahlenmäßige Veränderungen im Chromosomenbestand,
die die ganzen Chromosomen bzw. den Chromosomensatz
betreffen und damit zur Aneuploidie bzw. Polyploidie
führen.
b) Chromosomenmutationen,
strukturelle Veränderungen eines oder mehrerer Chromosomen.
c) Genmutationen,
Veränderungen, die ein einzelnes Gen betreffen.

Beim Menschen konnten alle drei Typen von Mutationen
nachgewiesen werden.

2.1.   *Genommutationen beim Menschen*

2.1.1.   *Polyploidie*

Bei Polyploidie entspricht die Anzahl der Chromosomen
einem 3-(Triploidie), 4-(Tetraploidie), 5-(Pentaploidie)
oder mehrfachen des haploiden Chromosomensatzes. Beim
Menschen mit einer haploiden Chromosomenzahl von 23
sind also Zellen mit 69, 92 oder 115 polyploid bzw. tri-,
tetra- und pentaploid. Polyploide Individuen sind in der
Spezies Mensch nicht lebensfähig, sie sterben meistens
schon in der Embryonalperiode ab. Einzelne polyploide
Zellen können sich jedoch sowohl in vitro wie auch in

vivo behaupten und auch vermehren. Sie kommen im normalen Organismus an Orten hoher Stoffwechselaktivität, wie z. B. in der Leber, vor.

Ganz selten werden Kinder geboren, deren Körper vollkommen oder zu einem Teil aus triploiden Zellen besteht. Diese Kinder weisen gewöhnlich starke Schädigungen (Mißbildungen des Zentralnervensystems mit Hydrozephalus, Genitalanomalien, Mikrophthalmie, Colobome) auf und haben eine geringe Lebenserwartung.

Den Polyploidien liegt meist eine Endomitose zugrunde, d. h. eine Chromosomenverdopplung ohne nachfolgende Zellteilung. Tritt die Endomitose vor der Befruchtung während der Gametogenese ein, so wird aus der Vereinigung eines haploiden mit einem diploiden Gameten eine triploide Zygote und folglich ein triploider Embryo entstehen. Endomitose nach der Befruchtung führt zu Tetraploidie.

Endomitosen kann man in vitro experimentell durch Hemmung der Spindelbildung mit Colchicin erzeugen. Wenn während der Mitose die neu entstandenen Tochterchromosomen nicht mit Hilfe der Spindelfasern an die Pole wandern, sondern paarweise in der Äquatorialplatte liegenbleiben, kommt es zur Endoreduplikation, einer Form der Endomitose, bei der alle Chromosomen in der ursprünglichen Zelle in einem Kern erhalten bleiben. Welche Ursachen in vivo zur Endomitose führen, ist unbekannt.

2.1.2. Aneuploidie

Bei Aneuploidie weichen die Chromosomenzahlen von ganzzahligen Vielfachen eines haploiden Satzes ab. Entweder fehlen einzelne Chromosomen (Hypoploidie), oder es sind zusätzliche vorhanden (Hyperploidie).

Aneuploidien kommen beim Menschen relativ häufig vor. Man schätzt den Anteil der Aneuploidien in Zygoten bzw. deren ersten Tochterzellen auf $1-2\%$ und den der

Chromosomenanomalien überhaupt auf 6%. Die meisten davon wirken bereits intrauterin letal, so daß die, die wir an lebend geborenen Kindern feststellen, nur noch eine Auslese gerade noch mit dem Leben vereinbarer Typen darstellen.

2.1.2.1. *Aneuploidien der Geschlechtschromosomen*

Vom X-Chromosom kennen wir mehr numerische und auch strukturelle Anomalien, als von jedem anderen Chromosom. Da ein Zuviel an X-chromosomalem Material auf Grund des LYON-Effektes (s. *1.2.3.3.2.1.*) zum Teil kompensiert wird, wirken entsprechende Hyperploidien des X-Chromosoms weniger schädigend als die der Autosomen.

Die Symptomatik der durch Polysomie bzw. Monosomie des X-Chromosoms bedingten Syndrome besteht deshalb nur in vergleichsweise leichten bis minimalen somatischen Defekten, wobei die Geschlechtsentwicklung jedoch stark gehemmt sein kann:

ULLRICH-TURNER-Syndrom,	45,X
KLINEFELTER-Syndrom,	47,XXY
Triplo-X-Syndrom,	47,XXX

Die maximale Anzahl nachweisbarer BARR-Körper in den Zellkernen — am einfachsten feststellbar in den Zellen aus Mundschleimhautabstrichen — liegt um eines unter der der X-Chromosomen:

47,XXX — 2 BARR-Körper
48,XXXX — 3 BARR-Körper (Abb. 6)

Polysomien des Y-Chromosoms bewirken auf Grund der bereits besprochenen weitgehenden genetischen Leere dieses Chromosoms ebenfalls nur geringe phänotypische Normabweichungen, die z. B. beim YY-Syndrom (47, XYY) in einer überdurchschnittlichen Körperhöhe, gelegentlichen Fertilitätsminderungen und leichten Verhaltensstörungen bzw. Minderbegabung ähnlich denen beim KLINEFELTER-Syndrom bestehen.

Aus der Symptomatik bei gonosomalen Aneuploidien
läßt sich bereits die geschlechtsdeterminierende Rolle des
Y-Chromosoms erkennen, bei dessen Anwesenheit sich
zunächst die gonodale und sekundär normalerweise auch
die somatische und psychosexuelle Entwicklung in männlicher Richtung vollzieht. In Abwesenheit des Y-Chromosoms werden keine oder weibliche Gonaden und Ge-

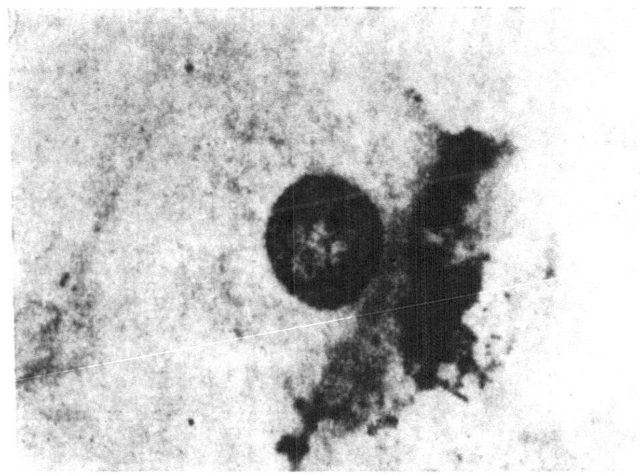

Abb. 6. Drei BARR-Körper in der Schleimhautzelle einer Frau mit Tetra-X-
Syndrom (Aufnahme: BRITSCHIN)

schlechtsmerkmale angelegt. Zu dieser Regel gibt es eine
Reihe von Ausnahmen, von denen hier nur der XX-Mann
erwähnt werden soll. Er besitzt den Karyotyp 46,XX, hat
aber Hoden (Hypogonadismus, Azoospermie, Infertilität)
und zeigt eine somatische Entwicklung in männlicher
Richtung. Die genetischen Grundlagen hierfür sind noch
unklar. Ein verstecktes Mosaik mit Y-haltigen Zellen
oder ein Genaustausch zwischen X- und Y-Chromosom
werden gegenwärtig für am wahrscheinlichsten gehalten.
Von derartigen Sonderfällen abgesehen, ergibt sich aus

der geschlechtsdeterminierenden Rolle des Y-Chromosoms die Konsequenz, bei einer genetischen Geschlechtsdiagnostik vor allem die An- oder Abwesenheit des Y-Chromosoms zu berücksichtigen. Die Anzahl der X-Chromosomen erweist sich dabei als von untergeordneter Bedeutung. Deshalb kann der BARR-Körper-Nachweis nicht im eigentlichen Sinne der Feststellung des genetischen Geschlechts dienen, und deshalb wird auch die alte Bezeichnung „Sexchromatin" für BARR-Körper (s. *1.2.3.3.2.1.*) abgelehnt.

Inwieweit schließlich ein Mensch als gesamte Persönlichkeit als Mann oder Frau einzuordnen ist, hängt nicht nur vom genetischen bzw. chromosomalen oder vom gonadalen Geschlecht ab. In der Gen-Phän-Wirkungskette kann es zu anderen genetischen, epigenetischen oder exogenen Störungen kommen, in deren Folge die Entwicklung des somatischen und psychischen Geschlechtes eine andere Richtung nimmt. Der Betroffene wirkt dann äußerlich bzw. fühlt sich als dem seinen Chromosomen bzw. seinen Gonaden nicht entsprechenden Geschlecht angehörig. Ein sehr eindrucksvolles Beispiel hierfür bietet das bereits erwähnte Syndrom der Testikulären Feminisierung. Diese Menschen besitzen Hoden und die Gonosomenkonstitution XY, infolge einer Endorganresistenz gegenüber männlichen Sexualhormonen sind sie ihrem Körperbau und ihrem Empfinden nach jedoch Frauen. Aus diesem Beispiel geht hervor, daß die Feststellung des genetischen Geschlechtes zwar bei der Diagnosefindung hilft, daß sie aber nicht entscheidend sein kann für die endgültige soziale und juristische Einordnung eines Menschen als Mann oder Frau.

2.1.2.2. *Aneuploidien der Autosomen*

Bei den autosomalen Aneuploidien, die nicht bereits intrauterin letal wirken, handelt es sich um Trisomien der Chromosomen 13, 18, 21 sowie ganz selten auch von Chromosomen der C-Gruppe. Trisomien anderer Chromosomen sowie Monosomien findet man dagegen höchstens bei spontanen Frühaborten oder als Mosaik mit normalen Zellen. Nur drei Trisomie-Syndrome lassen sich von der klinischen Symptomatik her abgrenzen. Verglichen mit der Gesamtzahl der bisher bekannten genetisch bedingten Krankheitsbilder bzw. Defekte beim Menschen, die auf etwa 2000 eingeschätzt werden kann, kommt ihnen also keine große Bedeutung zu. Lediglich die Häufigkeit ihres

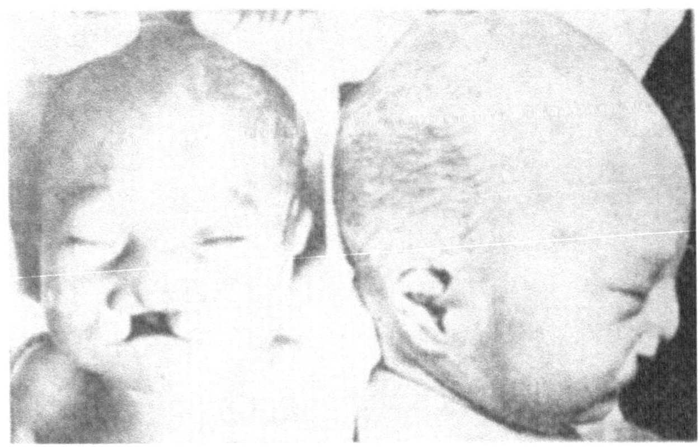

Abb. 7: Kind mit PÄTAU-Syndrom (nach SCHMID und FANCONI 1972)

Vorkommens rechtfertigt die Beachtung, die sie seit der Entdeckung der ersten Trisomie beim DOWN-Syndrom durch LEJEUNE und Mitarb. 1959 gefunden haben.

Es handelt sich um das PÄTAU-Syndrom, 47,XX,+13 oder 47,XY,+13 (Abb. 7); das EDWARDS-Syndrom, 47,XX,+18 oder 47,XY,+18 (Abb. 8) und das DOWN-Syndrom, 47,XX,+21 oder 47,XY,+21 (Abb. 9).

In der letzten Zeit häufen sich Mitteilungen über Fälle von Trisomien verschiedener Chromosomen der C-Gruppe. Da die Kinder untereinander in ihrer Symptomatik wenig Ähnlichkeit aufweisen, ist aber eine syndromatische Abgrenzung noch nicht gelungen.

2.1.2.3. *Entstehungsweise von Aneuploidien;*
Nondisjunction

Die besprochenen Aneusomien beruhen meistens auf
mitotischem oder meiotischem Nondisjunction, d. h.
Nichtauseinanderweichen von Tochter- bzw. homologen

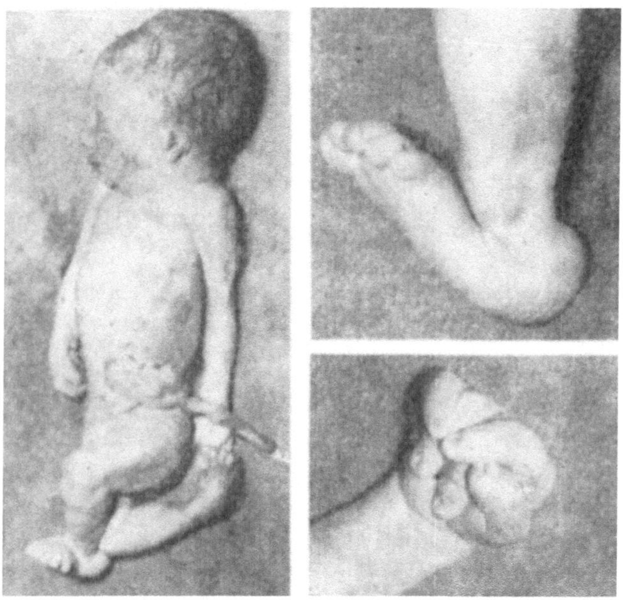

Abb. 8. EDWARDS-Syndrom (Aufnahme: KÖRNER)

Chromosomen in der Mitose oder Meiose. Auf diese Weise
geraten während der Reduktionsteilung die beiden Chromosomen eines Paares gemeinsam in eine Tochterzelle,
die dann ein Chromosom zuviel, nämlich 24 Chromosomen
enthält, auf Kosten der anderen mit nur 22. Bei der Befruchtung mit einer normalen Gamete entsteht später
eine trisome (47 Chromosomen) oder monosome (45 Chro-

mosomen) Zygote (Abb. 10). Zu einem entsprechenden
Ergebnis führt auch mitotisches Nondisjunction. Dabei
trennen sich während der Metaphase Schwesterchromati-
den nicht voneinander und gelangen gemeinsam als
homologe Chromosomen in die eine Tochterzelle, die dann
47 Chromosomen enthält, während die andere nur 45 besitzt. Nondisjunction bei der ersten Teilung der Zygote

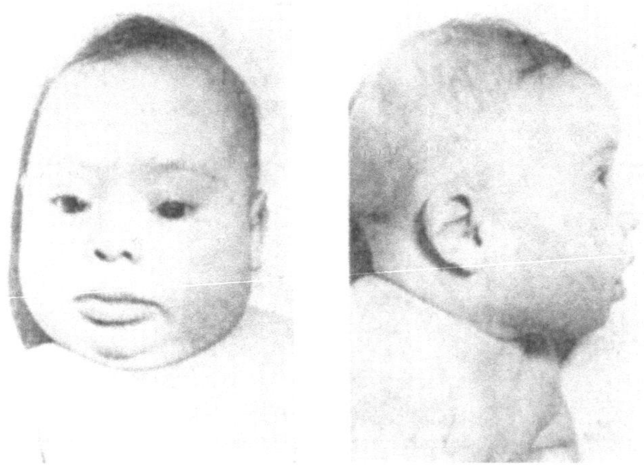

Abb. 9. DOWN-Syndrom (Aufnahme: STEINBICKER)

führt so zu einer trisomen und einer monosomen Zelle
und damit potentiell zur Entstehung eines Mosaiks.
Handelt es sich um Aneuploidie eines Autosoms, so wird
sich gewöhnlich nur erstere weiterentwickeln, während
letztere durch die Monosomie stark benachteiligt ist und
selten zum Ausgangspunkt einer vitalen Zellinie werden
kann. Es entwickelt sich so, wie nach vorausgegangenem
meiotischen Nondisjunction, ein trisomer Organismus.
X-chromosomale Mosaike aus 45,X- und 47,XXY bzw.
47,XXX oder 47,XYY-Zellen lassen sich tatsächlich bei
Neugeborenen häufiger beobachten als entsprechende

autosomale Mosaike. Komplexere Mosaike entstehen, wenn
Nondisjunction erst nach dem Zweizellstadium in einer
der embryonalen Zellen eintritt. Dabei werden neben
einer monosomen und einer trisomen Zellinie auch eusome
Zellen vorhanden sein, etwa in Form eines Mosaiks 45,X/
46,XX/47,XXX oder 45,X/46,XY/47,XXY.

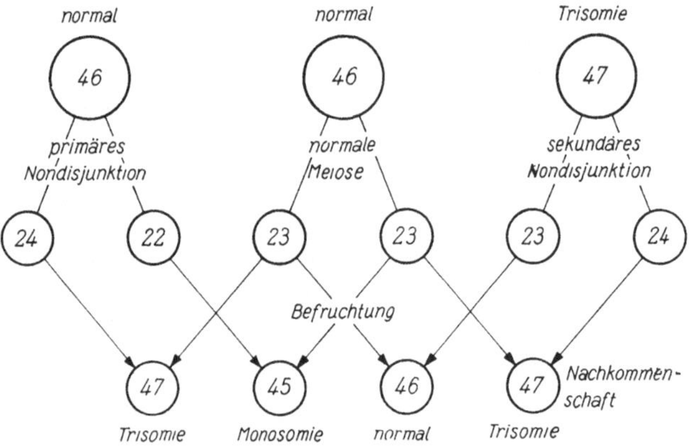

Abb. 10. Nondisjunction in der Meiose: Entstehung aneuploider Gameten bzw.
nach der Befruchtung aneuploider Zygoten (nach HARNDEN 1965)

Aneusomien, insbesondere Monosomien, können wahrscheinlich auch durch einfachen Verlust von Chromosomen
entstehen. Manche strukturell abnormen Chromosomen
(z. B. Ringchromosomen) neigen dazu, während der
Mitose verlorenzugehen. Offensichtlich verschwinden
aber auch ganz normale Chromosomen durch Liegenbleiben in der Äquatorialebene bzw. verzögerte Bewegung
zum Pol in der Anaphase aus dem Gesamtgenom.

Wesentlich hypothetischer ist die von einigen Autoren
angenommene asynchrone Reduplikation einzelner Chromosomen als Ursache von Aneuploidien.

2.1.2.4. Aneuploidie und Lebensalter

Die Ursache für ein Nondisjunction während der Mitose
oder Meiose normaler diploider Zellen ist noch unklar.
Gegenwärtig läßt sich nur ein Zusammenhang zwischen
dem Lebensalter des Menschen und der Häufigkeit von
Aneuploidien sowohl in seinen Keimzellen als auch in den
Somazellen erkennen. So steigt der relative Anteil von
Kindern mit Trisomien an der Gesamtzahl der Lebend-
geborenen signifikant mit dem Gebäralter der Mutter
(Tab. 1). Neueste Untersuchungen haben die gleichen Be-
ziehungen auch zum Alter des Vaters erbracht (MIKKEL-
SEN et al. 1976).

Tabelle 1

Abhängigkeit der Inzidenz des DOWN-Syndroms vom Alter der Mutter
(nach COLLMANN und STOLLER)

Alter der Mutter	Inzidenz mongoloider Kinder
10 – 19	1 : 2370
20 – 24	1 : 1 600
25 – 29	1 : 1 200
30 – 34	1 : 870
35 – 39	1 : 300
40 – 44	1 : 100
45 –	1 : 46

Untersucht man Körperzellen von älteren Menschen,
so läßt sich etwa vom 45. Lebensjahr an eine Zunahme
aneuploider Zellen beobachten. Inwieweit darin Auswirkungen auf die Alterungsprozesse zu sehen sind,
ist noch unklar; Zusammenhänge wären aber immerhin
denkbar. Bei derartigen Analysen findet man wiederum
vor allem gonosomale Aneuploidien (besonders Monosomien), die bei Frauen häufiger sind als bei Männern.
Nach dem, was wir über die Lebensfähigkeit aneuploider
Zellen wissen, dürfte es sich dabei um überlebende Zellen
eines ganzen Spektrums aneuploider Typen handeln, das

wir jedoch nicht erfassen, da autosomal monosome und
Y-monosome Zellen sich offensichtlich nicht durchsetzen
können. Darin liegt auch die höhere Aneuploidierate bei
Frauen begründet, bei denen alle entstehenden gonoso-
mal monosomen Zellen überleben, während bei Männern
nur 50%, nämlich die mit einem X-Chromosom, am Leben
bleiben. Sicher läßt sich die allgemein höhere Lebenserwartung im weiblichen Geschlecht nicht allein dadurch
erklären; ein Zusammenhang zwischen gehäuftem Zelltod
durch Aneusomie im höheren Alter auf der einen und
Alterungsvorgängen auf der anderen Seite könnte aber
immerhin bestehen.

Mit der Korrelation zwischen Lebensalter und Häufung
von Aneuploidien ist aber die eigentliche Ursache für die
Aneuploidie noch immer nicht geklärt. Es existieren mehrere Hypothesen zu diesem Problem, z. B. die Annahme
einer höheren Viskosität des Plasmas in älteren Körperzellen, wodurch einzelne Chromosomen bei der Wan-
derung zu den Spindelpolen in der Anapayse zurück-
bleiben, oder die Ansammlung von Giften unterschiedlicher Provenienz (Stoffwechselprodukte, Gifte aus der
Umwelt) in älteren Zellen, die die Funktion der Spindel
stören, Einlagerung von sonst unauffälligen Viren mit der
gleichen Wirkung und schließlich die Akkumulation der
Wirkung verschiedener Strahlen direkt oder indirekt über
die Entstehung chemischer Substanzen auf die Zelle und
die Kernteilungsvorgänge. Für alle diese Hypothesen
gibt es experimentelle Anhaltspunkte; Beweiskraft haben
diese aber noch nicht.

Sehr wichtig in diesem Zusammenhang für die Praxis
ist die Tatsache, daß die Inzidenz von Kindern mit Trisomien mit dem Alter der Eltern steigt. Für den familien-
beraterisch tätigen Arzt bedeutet das ein Warnsignal
bereits bei Müttern jenseits des 35., sicher aber jenseits
des 40. Lebensjahres. Solche Eltern sollte man grundsätzlich auf die Gefahren hinweisen, ohne natürlich Panik-
stimmung hervorzurufen. Es gibt selbstverständlich Fälle,
in denen man auf Grund der persönlichen Situation der

Familie bzw. der Ehe nicht von Kindern abraten kann. Sie sind jedoch relativ selten, und hier besteht die Möglichkeit einer pränatalen Diagnostik zu Beginn des zweiten Trimenons (s. Kap. 4). Durch transabdominale Amniozentese wird Fruchtwasser entnommen, etwa 5—20 ml, das immer Zellen des Embryos enthält. Diese Zellen können in vitro kultiviert und einer Chromosomenanalyse zugeführt werden. Es besteht dann noch die Möglichkeit einer Interruptio, wenn sich eine Trisomie ergibt, im anderen Falle kann die Mutter beruhigt ihr Kind austragen.

In Anbetracht der Altersabhängigkeit von Trisomiegeburten war theoretisch eine Senkung der Inzidenz (Häufigkeit unter Neugeborenen des Down-Syndroms) in den letzten Jahrzehnten in hochentwickelten Ländern zu erwarten (VOGEL 1967), da der Geburtenanteil von Kindern mit Eltern jenseits des 35. Lebensjahres zurückgegangen ist. Diese Erwartung erfüllt sich jedoch neueren statistischen Untersuchungen zufolge offenbar nicht (MIKKELSEN 1976). Bei flüchtiger Betrachtung scheint es sogar so, als gäbe es jetzt mehr Kinder mit Down-Syndrom als in früheren Jahren. Das hängt aber vor allem mit der stark erhöhten Lebenserwartung zusammen. Während früher die Patienten auf Grund ihrer Infektanfälligkeit zum großen Teil schon im frühen Kindesalter verstarben, können sie heute durch die Antibiotikatherapie nicht selten das Erwachsenenalter und auch das dritte bis vierte Lebensjahrzehnt erreichen.

Durch die Verringerung des durchschnittlichen Gebäralters steigt automatisch der Anteil jüngerer Frauen an der Gesamtzahl der Mütter von Kindern mit Down-Syndrom und anderen Trisomien. Bei 80% der Fälle liegt gegenwärtig das Gebäralter im zweiten oder Anfang des dritten Lebensjahrzehnt. Es besteht dann meistens die sehr dringende Frage nach der Gefahr für weitere Geburten. Da in diesen Fällen hinsichtlich der Ätiologie noch vollkommene Unklarheit besteht, können wir uns nur auf empirisch gewonnene Daten verlassen. Läßt sich im Karyogramm der Eltern bei stummer Familienanamnese ein normaler Karyotyp und beim Kind eine einfache Trisomie nachweisen, so besteht für weitere Kinder aus dieser Paarung ein empirisches Risiko von 1—2%. Unter diesen Umständen sollte man den Eltern zunächst nicht unbedingt von weiteren Kindern abraten bzw. sie auf die Möglichkeit der pränatalen Diagnostik hinweisen. Es gibt allerdings auch einen familiären Typ des DOWN-Syndroms, der sich klinisch nicht von dem sporadischen unterscheidet, unabhängig vom Alter der Eltern auftritt und bei dem auf Grund der Erblichkeit besondere familienberaterische Vorsicht geboten ist. Diese sogenannte Translokationstrisomie wird später ausführlich besprochen (s. 2.2.).

2.1.3.   *Chromosomale Veränderungen beim Krebs*

Alle diese bisher für die Gameto- bzw. frühe Embryogenese besprochenen Erscheinungen, die zur Entwicklung einer aneuploiden bzw. polyploiden Frucht führen, lassen sich gehäuft und sehr komplex in Krebszellen und in in vitro kultivierten Zellen beobachten. Wenn man euploide Körperzellen, z. B. Haut-, Nieren- oder Leberzellen in vitro kultiviert, vermögen sie sich in diesem Zustand gewöhnlich nur über eine begrenzte Anzahl von Generationen zu vermehren. Dann tritt ein Stillstand ein, oder es kommt zu einer sogenannten Transformation, die sich morphologisch in einer Änderung der Zellform äußert und die praktisch mit einer unbegrenzten Wachstumsbzw. Vermehrungspotenz einhergeht. Solche transformierten Zellen zeigen auf diese Weise und durch einen gewissen Verlust ihrer gewebespezifischen Eigenschaften eine Ähnlichkeit mit den Krebszellen, so daß man auch von einer Kanzerisierung in vitro spricht, zumal sie, in den ursprünglichen Organismus zurückverpflanzt, tatsächlich Ausgangspunkt für Tumorwachstum werden. Mit der Transformation tritt gewöhnlich eine drastische Veränderung des Karyotyps ein, die Anzahl der Chromo-

somen liegt meistens im triploiden Bereich, ohne daß mit
der Zeit der Kultivierung eine Konstanz eintritt. Derartige sogenannte permanente Zellstämme haben also
poly- und aneuploide Chromosomensätze und zeigen auch
Abweichungen in der Morphologie mancher Chromosomen.
Chromosomen, die man dann auf Grund morphologischer
Besonderheiten sofort in jeder Zelle wiedererkennt, nennt
man Marker-Chromosomen. Tumorzellen zeigen im
Karyotyp ein ganz ähnliches Bild. Auch hier liegt eine
Inkonstanz sowohl von Zelle zu Zelle eines Tumors als
auch zwischen Ausgangstumor und Metastase sowie zwischen verschiedenen Tumoren eines Typs oder eines
Gewebes vor. Die meisten Tumorzellen sind wie die in-
vitro-Zellen polyploid und aneuploid, allerdings liegen die
Chromosomenzahlen im Durchschnitt etwas höher. Der
Zusammenhang zwischen unkoordiniertem Wachstum
und unbegrenzter Vermehrungsfähigkeit auf der einen
und Anomalie des Karyotyps auf der anderen Seite ist
noch weitgehend unbekannt. Theoretisch kann man jedoch mehrere Vermutungen ableiten: Eine solche Zelle
mit hohen Chromosomenzahlen hat größere Genreserven
als eine Normalzelle, und deshalb wird der Spielraum eines
solchen Zellverbandes hinsichtlich der Anpassungsfähig-
keit stark erweitert. Außerdem versagt offenbar mit steigender Chromosomenzahl der genaue Verteilungsmecha-
nismus während der Mitose, und es entsteht innerhalb
von wenigen Zellgenerationen ein ganzes Spektrum
hinsichtlich der Chromosomen und damit des Genotyps
unterschiedlicher Zellen. Ein großer Teil davon wird nicht
lebensfähig sein, Selektionsvorgänge treten ein, es besteht
aber immer eine große Chance, daß auch einzelne Zellen
entstehen, deren Genotyp den gegebenen Milieubedin-
gungen optimal entspricht und die dann zum Ausgangspunkt einer schnell und unkoordiniert wachsenden Zell-
population — in vitro oder in vivo — werden können.
Aneuploidie und Polyploidie spielen also im Krebs-
geschehen eine wichtige Rolle, wenn auch ihr Zusammenhang mit der Krebsätiologie noch nicht geklärt ist.

2.2.   *Chromosomenmutationen*

Chromosomenmutationen führen zu Strukturveränderungen der Chromosomen, zu sogenannten strukturellen Chromosomenaberrationen. Sie entstehen durch Chromosomenbrüche und meist nachfolgende Reunion. Wichtig für die Existenz und Beständigkeit eines aberranten Chromosoms ist das Zentromer. Durch einen einfachen Bruch entstandene Fragmente ohne Zentromer gehen meistens bereits bei der ersten Zellteilung verloren, da sie nicht mit an die Spindelpole zu wandern vermögen.

2.2.1.   *Chromosomenaberrationstypen beim Menschen*

Defizienzen: Terminaler Stückverlust durch einfachen Bruch und Elimination des Fragmentes.

Deletionen: Interkalarer Stückverlust durch zwei Brüche.

Ringchromosomen: Defizienzen an beiden Chromosomenarmen mit nachfolgender Reunion der freien Bruchenden. Grundsätzlich gelten freie Bruchenden als instabil, sie neigen entweder zur Restitution (Wiederherstellung des ursprünglichen Zustandes) oder zur Reunion mit anderen freien Enden, wie z. B. bei Ringchromosomen oder Translokationen.

Translokationen: Verlagerung von Chromosomenabschnitten im gleichen Chromosom (einfache Translokation) oder Austausch von Chromosomenabschnitten zwischen zwei Chromosomen.

Inversion: Chromosomaler Strukturumbau, in dessen Verlauf ein Chromosomensegment um 180° gedreht und am Ursprungsort mit umgekehrter Genfolge wieder eingebaut wird.

Duplikation: Verdopplung eines Chromosomenabschnittes infolge einer Translokation zwischen homologen Chromosomen oder ungleichen Crossing overs.

2.2.2. Deletionen, Defizienzen

Beim Menschen lassen sich Defizienzen vielfach nicht von Deletionen unterscheiden. Es gibt einzelne Syndrome und sehr viele verschiedene Einzelfälle mit multiplen Mißbildungen, die wahrscheinlich auf einer einfachen Defizienz beruhen.

2.2.2.1. Deletionssyndrome

Am bekanntesten ist das Cri-du-chat- oder Katzenschrei-Syndrom (46,XX, 5p- s. Abb. 11 und 12).

Auf Grund mehrerer zytogenetisch und klinisch ähnlicher Fälle lassen sich noch Syndrome bei partieller Monosomie des kurzen Armes des Chromosoms 4, des Chromosoms 9 und des Chromosoms 18 sowie des langen Armes des Chromosoms 18 abgrenzen. Es bestehen dabei jeweils verschiedenartige Dysmorphien, eine allgemeine Dystrophie und viele fakultative Mißbildungen.

2.2.2.2. Merkmalsausprägung bei partieller Monosomie

Stückverlust eines Chromosoms führt zur Monosomie (partielle Monosomie) für den entsprechenden Abschnitt. Setzen wir für das gesamte Genom des Menschen einen Umfang von 100000 bis zu einer Million Genen voraus, so können wir bei den oben erwähnten Defizienzen mit dem Verlust von immerhin Hunderten oder Tausenden von Genen rechnen. Es werden dabei alle auf dem entsprechenden homologen Chromosomenabschnitt liegenden rezessiv wirksamen Gene phänotypisch manifest. Ein geringer Stückverlust kann dadurch schon zu erheblichen Schädigungen führen. Infolge der Komplexität der Genwirkung sind viele uncharakteristische Symptome zu erwarten, wie sie tatsächlich auch derartige Mißbildungskomplexe aufweisen. Da es sich jedoch nicht um Neumutationen oder neuhinzukommende Gene handelt, sind

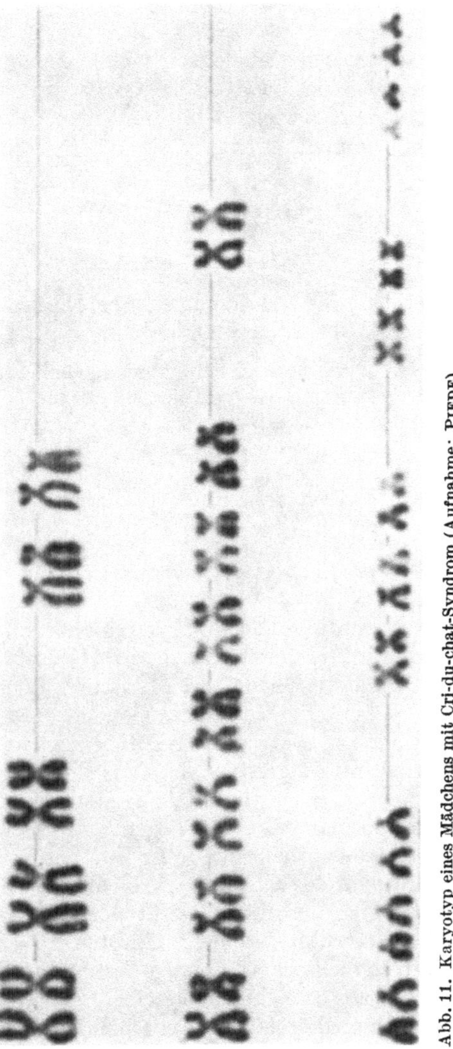

Abb. 11. Karyotyp eines Mädchens mit Cri-du-chat-Syndrom (Aufnahme: PIEDE)

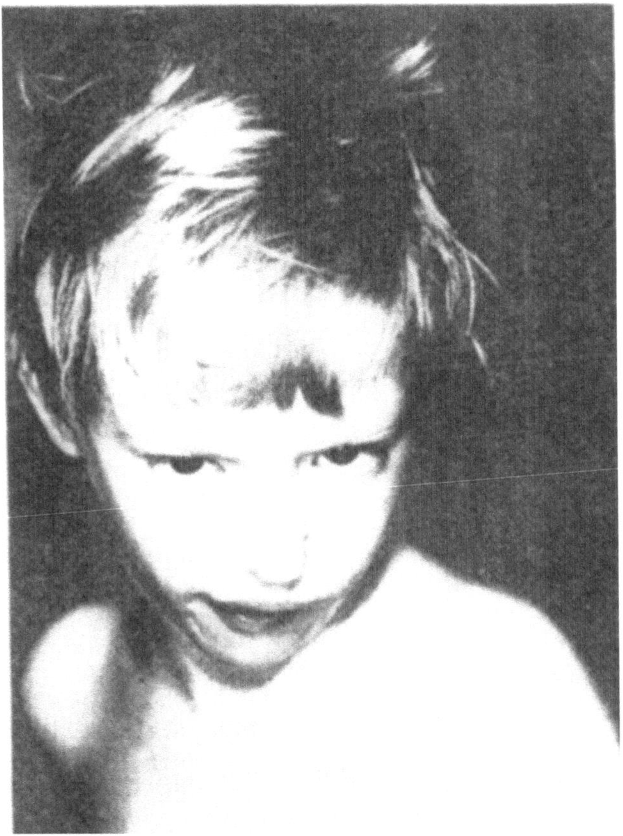

Abb. 12. Mädchen mit Cri-du-chat-Syndrom

keine spezifischen Merkmale zu erwarten, die Symptomatik wird sich also weitgehend innerhalb der Grenzen des bereits für andere Erbkrankheiten Bekannten bewegen. Zur Sicherung der klinischen Diagnose derartiger Syndrome ist deshalb immer eine Chromosomenanalyse notwendig.

Vergleichsweise geringe phänotypische Schädigungen

5*

weisen Personen mit gonosomalen Aberrationen auf. Vom Y-Chromosom können z. B. große Teile des langen Armes fehlen, ohne daß irgendwelche klinische Erscheinungen auftreten. Bei Verlust des kurzen und des zentromernahen Bezirkes des langen Armes tritt allerdings ein Symptomenkomplex auf, der mehr oder weniger dem des ULLRICH-TURNER-Syndroms entspricht. Daraus läßt sich schlußfolgern, daß die für die Geschlechtsdifferenzierung und die Geschlechtsentwicklung entscheidenden Gene in diesen Bezirken liegen müssen. Entsprechend sind Frauen mit partieller Monosomie des kurzen Armes des X-Chromosoms kleinwüchsig, während bei partieller Monosomie des langen Armes eine Gonadendysgenesie besteht.

2.2.2.3. *Ringchromosomen*

Bedingt durch die Instabilität freier Chromosomenenden bilden Chromosomen mit Defizienzen an den beiden Armen durch deren Reunion Ringe. Solche Ringchromosomen sind vom X-Chromosom, von den Chromosomen 18, 4 (Abb. 13), 5 und noch einigen anderen bekannt. Sie verhalten sich instabiler als einfach defiziente Chromosomen, d. h. sie gehen in der Mitose häufig verloren. Wenn es sich dabei um ein Chromosom handelt, für das Monosomie von der Zelle vertragen wird, findet man solche Ringchromosomen regelmäßig im Mosaikverband, wie z. B. das Ringchromosom X: 45,X/46,XrX. Autosomale Monosomien wirken meist letal für die Zelle, die entstehenden monosomen Zellen dürften also regelmäßig absterben. Dieser ständige Zellverlust wirkt sich wahrscheinlich zusätzlich zu der partiellen Monosomie negativ auf die Entwicklung des Organismus aus.

2.2.2.4. *Isochromosomen*

Kommt es zur vollständigen Deletion eines Armes, so kann sich bei funktionsfähigem Zentromer offensichtlich der noch verbliebene Arm identisch reproduzieren, ohne daß eine Teilung nachfolgt. Das entstehende Chromosom besteht auf diese Weise aus zwei identischen Chromosomenarmen. Individuen mit einem solchen Isochromosom sind trisom für den einen und monosom für den anderen Arm.

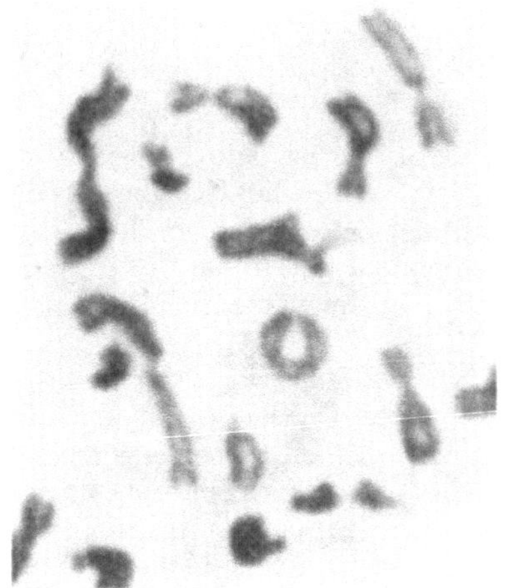

Abb. 13. Ringchromosom der B-Gruppe (Aufnahme: ZIEGER)

Beim Menschen lassen sich mit Sicherheit Isochromosomen vom X-Chromosom nachweisen. Auch von akrozentrischen Chromosomen kommen derartige mediozentrische Formen vor (z. B. beim Chromosom 13). Hierbei läßt sich allerdings nicht zweifelsfrei entscheiden, ob es sich wirklich um Isochromosomen handelt oder um das Produkt einer fraternalen Translokation, d. h. einer Translokation bzw. zentrischen Fusion (ROBERTSON-Translokation, s. Translokationen) zwischen den beiden homologen Chromosomen. Für die bisher besprochenen Aberrationen konnte Erblichkeit nicht nachgewiesen werden, da die Träger, wenn sie überhaupt das Kindesalter überleben, nicht fortpflanzungsfähig sind. Es gibt

nur eine Möglichkeit für ein familiäres Auftreten einer
Deletion bzw. Defizienz, und zwar die der Vererbung über
eine balancierte Translokation.

2.2.3.   *Translokationen*

2.2.3.1.   *Reziproke Translokationen und ihre Konsequenzen*

Nach der gegebenen Definition ist jede Translokation
zunächst einmal balanciert, d. h., die Gesamtheit des
Chromosomenmaterials in der Zelle bleibt erhalten. Eine
unbalancierte und damit phänotypisch manifeste Translokation kann je nach Typ in der nächsten Mitose oder
Meiose entstehen.

Bei der reziproken Translokation erfolgt der wechsel-
seitige Austausch zwischen den Chromosomen entweder
symmetrisch oder asymmetrisch. Infolge einer asymme-
trischen Translokation entstehen ein azentrisches Fragment und ein dizentrisches Chromosom (Abb. 14a).
Während der nachfolgenden Mitose oder Meiose kommt
es zum Verlust des zentromerfreien Fragments und, falls
die beiden Zentromere des dizentrischen Chromosoms zu
entgegengesetzten Spindelpolen wandern, zum Zerreißen
und zur Neuverteilung des Chromosomenmaterials. Entsprechende Zellen sind genetisch unbalanciert und meistens
nicht lebensfähig.

Bei der symmetrischen Translokation entstehen mono-
zentrische Translokationsprodukte (Abb. 14b). Während
sich homozygot vorliegende, reziproke Translokationen
dieses Typs in der Meiose normal verhalten, führt das
Vorliegen von Translokationsheterozygoten zu genetischen
und zytologischen Konsequenzen beim Meioseablauf:
Gehen wir von den Ausgangschromosomen 1 und 2 aus
und den Translokationschromosomen 1' und 2', in denen
wechselseitig Chromosomenregionen ausgetauscht worden
sind, so ergibt sich durch die Paarung der homologen

Regionen zwischen den normalen und translozierten
Chromosomen der meiotischen Prophase eine charakteristische Kreuzfigur. Die verschiedenen Möglichkeiten der
Verteilung der Chromosomen in der Meiose führt dann
letztlich zu sechs Gametenklassen, von denen nur zwei in
ihrem genetischen Informationsgehalt balanciert sind
(Abb. 15); in den anderen Gameten liegt eine unbalancierte Translokation vor.

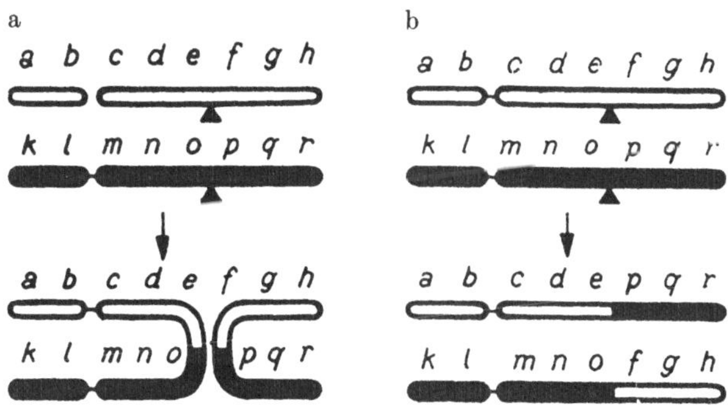

Abb. 14. Translokation: a) asymmetrische, b) symmetrische

Eine Sonderform der reziproken Translokationen stellt
die zentrische Fusion oder ROBERTSON-Translokation
dar. Bei diesem Translokationstyp findet der reziproke
Chromosomenstückaustausch im Zentromer zweier akrozentrischer Chromosomen statt, wobei das aus den beiden
langen Armen bestehende Translokationschromosom erhalten bleibt, während das Produkt aus den kurzen Armen der beiden akrozentrischen Chromosomen nur ganz
vereinzelt nachgewiesen werden kann. Es geht offenbar
infolge einer Funktionsstörung des Zentromers verloren. Da Träger einer ROBERTSON-Translokation auch
bei Fehlen des zweiten Translokationsproduktes phänotypisch vollkommen normal sind, rechnet man allgemein
diesen Translokationstyp zu den balancierten. Aus dem
normalen Phänotyp von Personen, bei denen das Trans-

lokationsprodukt aus den beiden kurzen Armen der
akrozentrischen Chromosomen fehlt, kann man auf deren
geringen genetischen Informationsgehalt schließen.

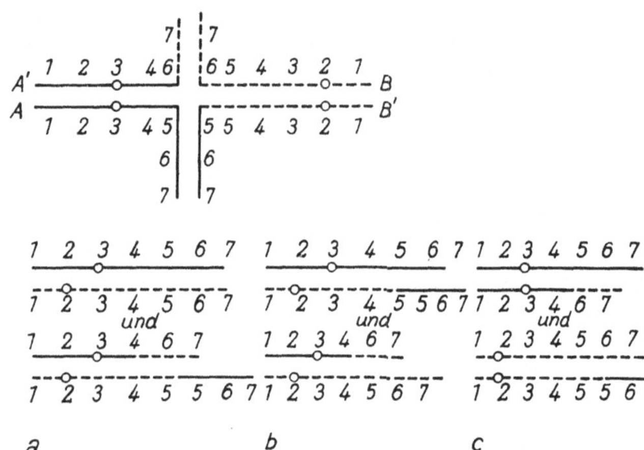

Abb. 15. Translokationskreuz bei Konjugation eines Translokationschromosoms in der Meiose und die zu erwartenden 6 Gametenklassen
(aus PROKOFJEWA-BELGOWSKAJA 1974)

2.2.3.2. *Translokationstrisomie beim Down-Syndrom —*
Funktionelle Trisomie durch zentrische Fusion

Bei der Darstellung der Trisomie 21 wurde bereits auf
die Existenz eines familiären Typs hingewiesen, der sich
klinisch nicht vom spontan auftretenden DOWN-Syndrom
unterscheiden läßt. Eine Differenzierung ist nur an Hand
der Chromosomenanalyse möglich. Die Patienten haben
nicht 47, sondern nur 46 Chromosomen, wobei allerdings
eines aus zwei fusionierten langen Chromosomenarmen
zweier akrozentrischer Chromosomen besteht. Eine solche zentrische Fusion hat bei einer D/G-Translokation
zwischen einem D_2-(Nr. 14) und einem G_1-(Nr. 21)Chro-

mosom, bei einer G/G-Translokation zwischen den Chromosomen 21/21 oder 21/22 stattgefunden. Tritt diese ROBERTSON-Translokation im Verlaufe der Gametogenese ein, und entsteht durch Befruchtung der entsprechenden Gamete ein ganzer Organismus aus Zellen mit einem solchen Karyotyp, so ergeben sich zunächst phänotypisch keine Konsequenzen. Eine Störung kann erst während der nächsten Gametogenese, also während der Reifeteilung eintreten. In der Meiose gibt es mehrere Möglichkeiten einer Kombination des Translokationschromosoms mit seinen Homologen (s. Abb. 16).

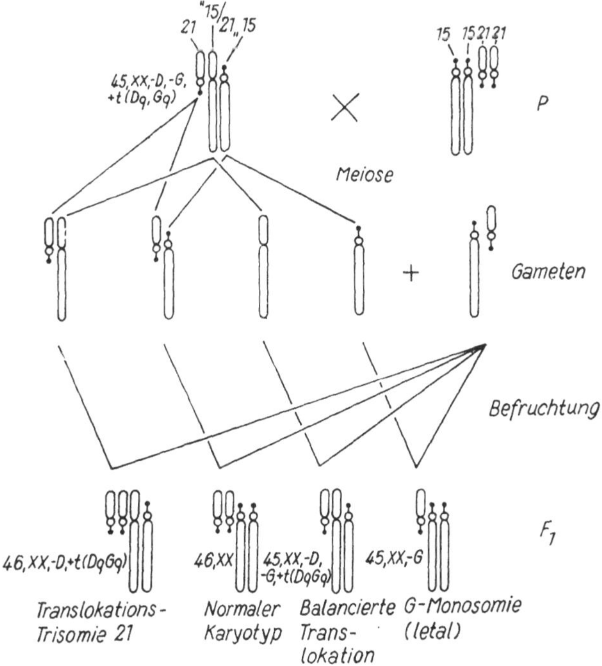

Abb. 16. Schematische Darstellung des Vererbungsmodus einer D/G-Translokation (Grundlage des familiären DOWN-Syndroms). Verändert nach LENZ 1970

a) D/G-Translokation: Das Translokationschromosom verhält sich offensichtlich wie ein D-Chromosom. In den Gameten besteht entweder Nullisomie 21, normale Monosomie 21, Monosomie 21 bei Translokation und Disomie 21 bei Translokation. Bei Befruchtung mit einer normalen Gamete gehen daraus folgende Karyotypen hervor: Monosom, normal diploid, balancierte Translokation und trisom mit Translokation. Zunächst besteht für alle vier Möglichkeiten eine Wahrscheinlichkeit von 1:4. Dieses Verhältnis verschiebt sich jedoch, da sich keine monosomen Individuen entwickeln können. Theoretisch müßte also jedes dritte Kind eines solchen Elternteils eine effektive Trisomie aufweisen. Die aus statistischem Material ermittelten Risikoziffern liegen jedoch niedriger, und zwar bei 10%, wenn die Mutter, und bei 5%, wenn der Vater Translokationsträger ist. Dieser Unterschied weist einerseits auf gametische Selektionsprozesse hin, wahrscheinlich haben disome Spermien geringere Chancen, zur Befruchtung zu kommen, als monosome. Andererseits liegt auch bei weiblichen Translokationsträgern die tatsächliche Rate unter der theoretisch zu erwartenden, so daß hier ebenfalls eine gametische oder frühembryonale Selektion stattfinden dürfte.

b) G/G-Translokation: Es kann sich um eine 21/21- oder um eine 21/22-Translokation handeln. In ersterem Falle gibt es nur zwei Möglichkeiten einer Chromosomenverteilung in der Meiose. Es entstehen entweder nullisome oder disome Gameten, d. h. mit 50% Wahrscheinlichkeit kann sich kein Embryo entwickeln (Monosomie), und mit 50% Wahrscheinlichkeit entsteht ein Kind mit Trisomie. Träger einer 21/21-Translokation können also nur Kinder mit Trisomie haben.

Bei Translokation 21/22 kann sich das Translokationschromosom in der Meiose wie ein Chromosom 21 oder 22 verhalten. Auf diese Weise gibt es sechs verschiedene Kombinationsmöglichkeiten der G-Chromosomen in der Meiose, von denen Nullisomie 21, Nullisomie 22 und Disomie 22 zu nicht entwicklungsfähigen Zygoten führen.

Das theoretische Risiko für ein Kind mit Translokations-trisomie liegt somit wieder bei 1 :3, das tatsächliche liegt weit darunter. Die Unterscheidung einer Translokation 21/22 von einer solchen zwischen zwei Chromosomen 21 gelingt neuerdings mit Hilfe spezieller zytologischer Färbemethoden. Abgesehen davon kann immer dann auf die erbprognostisch wesentlich günstigere 21/22-Translokation geschlossen werden, wenn der Elternteil mit balancierter Translokation bereits ein normales Kind hat. Dieser Fall ist bei 21/21-Translokation ausgeschlossen.

2.2.3.3. *Erbprognose beim Down-Syndrom*

Nach dem Gesagten muß bei der genetischen Familien-beratung des DOWN-Syndroms folgendes berücksichtigt werden:

a) Handelt es sich um junge Eltern eines Kindes mit DOWN-Syndrom, sollte die Möglichkeit einer Translokation in Betracht gezogen und eine Chromosomen-analyse bei dem Kind bzw. bei beiden Eltern durch-geführt werden.

b) Ergibt sich eine Translokation bei dem Kind, muß ein erhöhtes Risiko für weitere Kinder besonders dann beachtet werden, wenn auch eines der Eltern diese Trans-lokation aufweist. Sogenannte de-novo-Translokationen können als Neumutationen angesehen und behandelt werden. Sie entstehen mit großer Wahrscheinlichkeit als einmaliges Ereignis frühestens in der Gametogenese und wiederholen sich nicht.

c) Bei bereits ererbten Translokationen hängt das Risiko vom Typ der Translokation und vom Geschlecht des Translokationsträgers ab.

d) Grundsätzlich sollte in solchen Fällen vor weiteren Kindern gewarnt werden, wenn nicht durch die Möglich-keit einer pränatalen Diagnose in der Frühschwanger-schaft und gegebenenfalls einer Interruptio den Eltern eine hinlängliche Sicherheit für die Geburt eines normalen Kindes gegeben werden kann.

e) Läßt sich eine 21/21-Translokation verifizieren, ist auf jeden Fall von weiteren Kindern abzuraten. Es besteht damit eine Indikation für eine irreversible Kontrazeption durch Tuben- bzw. Samenstrangligatur, wobei man den Eltern zur Adoption eines Kindes raten sollte. Ist der Mann Translokationsträger, kann eine Heteroinsemination als letzter Ausweg in Erwägung gezogen werden. Auf Grund des Mißbrauches, der in anderen Ländern mit der Heteroinsemination getrieben wird, und auf Grund grundsätzlicher ethischer und auch juristischer Bedenken wird die Genehmigung für einen solchen Eingriff jedoch in der DDR immer sehr eingehend geprüft und nur in Ausnahmefällen erteilt werden. Bei weiblichen Translokationsträgern wäre entsprechend eine Gonadentransplantation denkbar. Die Praxis einer derartigen Gonadentransplantation steht noch am Anfang, wobei die gleichen immunologischen und anderen Schwierigkeiten bestehen wie bei anderen Organtransplantationen.

f) Besteht eine ererbte Translokation, sollten auch andere normale Sippenmitglieder im Hinblick auf die Gefahr für deren Nachkommen chromosomal untersucht werden.

g) Liegt dem Down-Syndrom des Probanden eine einfache Trisomie zugrunde, so muß vor allem bei jungen Eltern ein Mosaik in Betracht gezogen werden. Durch diese Mosaike liegt das statistisch ermittelte Risiko für Geschwister eines Kindes mit Down-Syndrom etwas über dem in der Durchschnittsbevölkerung. Der betroffene phänotypisch normale Elternteil besitzt dann auch Zellen mit dem Karyotyp $47,+21$, der sich zwar nicht auf die Entwicklung auswirkt, wohl aber die Keimzellen mitumfaßt, so daß mehrere Kinder das Syndrom aufweisen können. Soweit es möglich ist, sollte man deshalb auch bei Auftreten einer einfachen Trisomie und weiterem Kinderwunsch die Eltern mituntersuchen, wenn auch ein bestehendes Mosaik vielfach unerkannt bleiben muß.

2.2.3.4. *Unbalancierte Translokationen —*
erbliche partielle Monosomien oder Trisomien

Eine balancierte Translokation führt zur partiellen Monosomie bzw. Trisomie, sobald in der Meiose die Balance aufgehoben wird, d. h. nur eins der an der Translokation beteiligten Chromosomen in eine Tochterzelle gelangen.

Handelt es sich um eine einfache Translokation, wird in der nächsten Generation auf diese Weise nach Befruchtung ein für den translozierten Abschnitt trisomes oder monosomes Individuum entstehen. Bei reziproker Translokation kommt es zur partiellen Monosomie für den einen und zur partiellen Trisomie für den anderen translozierten Chromosomenanteil. Diese Situation läßt sich nicht immer eindeutig an Hand der Chromosomen erkennen, vor allem dann nicht, wenn zwischen ausgetauschten Abschnitten nur geringe oder gar keine Banden- bzw. Größenunterschiede existieren. Für viele nicht einzuordnende, z. T. familiäre, in ihrer Ätiologie aber unerklärbare multiple Mißbildungen bei Neugeborenen kann eine solche ursprünglich reziproke, unbalancierte Translokation als Ursache vermutet werden.

Als besser erkennbar erweisen sich unbalancierte einfache Translokationen. Der Proband weist dabei entweder eine partielle Trisomie oder Monosomie auf, etwa eine partielle Monosomie 5p(Cri-du-chat-Syndrom). In den meisten dieser Fälle sind die Eltern solcher Kinder chromosomal normal und die Familienanamnese stumm. Es kommt aber auch vor, daß bei einem Elternteil bzw. in der Aszendenz eine Translokation auftritt, etwa des entsprechenden Teiles des B-Chromosoms auf ein C-Chromosom. Gesunde Überträger besitzen dann beide an der Translokation beteiligte Chromosomen (Donator und Rezipient). Für ihre Nachkommen ergibt sich wieder ein dem bei der ROBERTSON-Translokation vergleichbares Risiko durch unterschiedliche Möglichkeiten der Chromosomensegregation in der Meiose: Die Gameten enthalten

a) beide normalen Homologen der Translokationschromosomen

b) beide Translokationen (balanciert).

c) den Rezepienten mit dem zusätzlichen Chromosomenabschnitt.

d) den Donator mit der Deletion bzw. Defizienz.

Tatsächlich existieren Sippen, in denen diese Möglichkeiten nachweisbar sind.

Für die Praxis ergibt sich daraus die Notwendigkeit, auch bei Vorliegen einer offensichtlich einfachen Deletion bzw. Defizienz, vor allem in Fällen einer positiven Familienanamnese, die Chromosomen der Eltern mitzuuntersuchen.

2.2.4. Inversionen

Erfolgt der Einbau des durch Bruchereignisse herausgelösten Chromosomenstückes durch nachfolgende Reunion an den entgegengesetzten Bruchenden verlustfrei, so läßt sich eine solche Inversion am besten erkennen, wenn das Zentromer mit beteiligt ist und die Bruchstellen auf den beiden Armen unterschiedlich weit vom Zentromer entfernt liegen. Das neu entstandene Chromosom unterscheidet sich dann von dem ursprünglichen morphologisch durch die Lage des Zentromers. Beim Menschen lassen sich gelegentlich solche perizentrischen Inversionen beobachten, teilweise über mehrere Generationen. Zusammenhänge mit phänotypischen Anomalien wurden vermutet, ließen sich jedoch meistens nicht verifizieren. Sie sind auch nicht unbedingt zu erwarten, da keine quantitativen Veränderungen am Chromosomenmaterial eintreten.

2.2.5. Erhöhte Chromosomenbrüchigkeit

Alle besprochenen Chromosomenaberrationen entstehen über Chromosomenbrüche. Die Natur und Entstehungsweise solcher Chromosomenbrüche sind noch weitgehend unbekannt, da auch über den Bau des Chromosoms selbst noch wenig Klarheit herrscht. Aus bestimmten Beobachtungen läßt sich jedoch schlußfolgern, daß Brüche wesentlich häufiger auftreten, als sie am Chromosom selbst erkennbar sind und daß die Zelle über spezielle Mechanismen einer Bruchreparatur und Restitution der Bruchenden verfügt, wodurch schätzungsweise 90—99% der ursprünglich entstandenen „Vorbrüche" wieder verheilen. Als Ursachen für die Entstehung von Brüchen kennt man Viren, ionisierende Strahlen und schließlich bestimmte Chemikalien. Diese Faktoren erhöhen nachweislich die Frequenz der Brüche und der Aberrationen sowohl in der in-vitro- als auch in der in-vivo-Zelle.

Bei bestimmten erblichen Krankheitsbildern weisen die Patienten eine erhöhte Bruchrate auf. Bei diesen Syndromen — es handelt sich im wesentlichen um die FANCONI-Anämie, das BLOOM-Syndrom, das LOUIS-BAR-Syndrom und die Agammaglobulinämie — besteht gleichzeitig eine Störung im immunologischen Abwehrsystem, d. h. eine Neigung zu bakteriellen und Virusinfektionen. Es lassen sich also hier Zusammenhänge erkennen zwischen Abwehrschwäche gegen Viren und offenbar virusbedingter Bruchhäufigkeit und schließlich noch einer dritten Erscheinung, der Neigung zu Leukosen bzw. überhaupt zu Krebs bei diesen Syndromen. Ihrer Natur nach unaufgeklärte Beziehungen zwischen bruchinduzierendem Agens, Bruchhäufigkeit und Malignom-Neigung bestehen auch hinsichtlich der Strahlenwirkung. Röntgen- und andere Strahlen erhöhen die Bruchfrequenz so regelmäßig, daß diese Erscheinung als biologisches Dosimeter verwendet werden kann. Andererseits kennen wir die Krebs-induzierende Wirkung von Strahlen in höheren Dosen. Chromosomenmutationen spielen offensichtlich wie auch die bereits besprochenen Genommutationen und wie die noch zu behandelnden Genmutationen eine Rolle bei der Krebsentstehung.

2.3. Genmutationen

Der vergleichsweise geringen Anzahl von erblichen Krankheitsbildern, die auf Genom- und Chromosomenmutationen beruhen, steht ein sehr viel größerer Anteil von Syndromen und Mißbildungen gegenüber, denen eine Genmutation zugrunde liegt.

2.3.1. Verschiedene Typen der Genmutationen und ihre phänotypischen Konsequenzen

Genmutationen bestehen in einem Basen(paar)austausch oder in einem Verlust bzw. zusätzlichen Auftreten von Nukleotiden (Rastermutationen) in der DNS-Sequenz. Ein Basenaustausch (Abb. 17) führt zur Veränderung eines Tripletts (Punktmutation) durch Ersatz entweder einer Pyrimidin- bzw. Purinbase durch eine andere (Transition) oder einer Purinbase durch eine Pyrimidinbase und umgekehrt (Transversion).

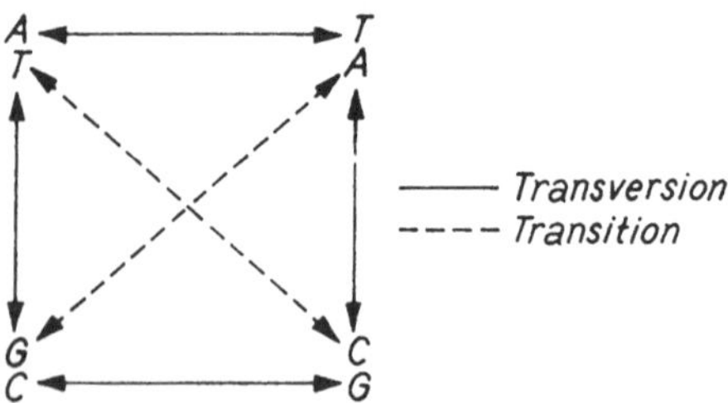

Abb. 17. Möglichkeiten des Basenaustausches

Diese Austauschvorgänge haben unterschiedliche Konsequenzen auf die Aminosäuresequenz des codierten Polypeptids:

a) Entsprechend der Degeneration des Codes können die meisten Aminosäuren von unterschiedlichen Codonen

Tabelle 2
Der genetische Code

zweite Base

erste Base	U	C	A	G	dritte Base
U	UUU UUC } Phe UUA UUG } Leu	UCU UCC UCA UCG } Ser	UAU UAC } Tyr UAA ochre UAG amber	UGU UGC } Cys UGA opal UGG Try	U C A G
C	CUU CUC CUA CUG } Leu	CCU CCC CCA CCG } Pro	CAU CAC } His CAA CAG } Gln	CGU CGC CGA CGG } Arg	U C A G
A	AUU AUC AUA } Ileu AUG Met	ACU ACC ACA ACG } Thr	AAU AAC } Asn AAA AAG } Lys	AGU AGC } Ser AGA AGG } Arg	U C A G
G	GUU GUC GUA GUG } Val	GCU GCC GCA GCG } Ala	GAU GAC } Asp GAA -GAG } Glu	GGU GGC GGA GGG } Gly	U C A G

in der DNS codiert werden (Tabelle 2). Nicht jeder Basenaustausch muß deshalb auch zu einer veränderten Aminosäure im Eiweiß führen (Abb. 18). Durch sogenannte „*silent*" (*stille*) *Mutationen* entstehen synonyme Tripletts, die sich phänotypisch höchstens insofern auswirken, als sie eine veränderte Translationsgeschwindigkeit bedingen.

		↓	↓	↓
Mutationsereignis	TGT	TGC	TGG	TGA
DNS	ACA	ACG	ACC	ACT
m RNS	UGU	UGC	UGG	UGA (opal)
Aminosäure	Cys	Cys	Try	„stop" Ketten- abbruch

	silent	missense	nonsense
Wildtyp		Mutante	

Abb. 18. Konsequenzen verschiedener Basenaustausche innerhalb eines Codons (nach MÜLLER 1970)

b) In den meisten Fällen aber determiniert das durch Basenaustausch veränderte Triplett auch den Einbau einer anderen Aminosäure in der gegebenen Position der Peptidkette. Je nach der chemischen Verwandtschaft zur ursprünglichen Aminosäure sowie deren Lage im Eiweißmolekül verändert sich damit dessen biologische bzw. Enzymaktivität. Stille Mutationen und solche, die zu keinerlei biologischen Veränderungen des Eiweißes führen, nennt man *Sinn-Mutationen* (*sense-mutations*). Geht aber die biologische Aktivität durch Veränderung einer Aminosäure teilweise oder völlig verloren, wobei sich ein genspezifisches Polypeptid mit unveränderter Kettenlänge nachweisen läßt, spricht man von *Fehlsinn-Mutationen* (*missense-mutations*).

c) Durch den Basenaustausch kann es auch zu einer *Nichtsinn-Mutation* (*nonsense-mutation*) kommen, weil aus einem Aminosäure-Codon ein Nichtsinn-Codon (UAA ochre, UAG amber, UGA opal) entstanden ist, welches den vorzeitigen Stopp der Translation signalisiert und so zum Abbruch der Polypeptidkette an der Mutationsstelle führt. Nichtsinn-Mutanten enthalten entweder überhaupt kein nachweisbares oder ein stark verkürztes genspezifisches Protein.

2.3.2. *Mutative Veränderungen an Strukturproteinen — die Hämoglobinvarianten*

Den ersten direkten Beweis für eine Veränderung eines Proteins infolge einer Genmutation erbrachten Arbeiten am Hämoglobin bei der Sichelzellanämie. Es war schon seit Anfang dieses Jahrhunderts bekannt, daß die Erythrozyten bestimmter Personen bei niedrigem Sauerstoffdruck eine Sichelform annehmen. Die meisten dieser Menschen erwiesen sich klinisch als vollkommen normal. Bei einigen kommt es jedoch zu einer charakteristischen schweren Anämie, der „Sichelzellanämie", die meistens schon im Kindes- oder Jugendalter zum Tode führt. Es handelt sich dabei um Homozygote für einen erblichen Hämoglobindefekt, der bei Heterozygoten lediglich zu dem Sichelzellphänomen führt. Erstere besitzen anstelle des normalen Hämoglobins A ein abnormes Hämoglobin S; Heterozygote bilden sowohl das eine wie das andere (Abb. 19).

Das Prinzip der mutativen Veränderungen am Hb S klärte INGRAM (1957) auf: Das normale HbA-Molekül besitzt vier Polypeptidketten, die jeweils an einem Histidinrest über ein Eisenatom mit einer Hämgruppe verbunden sind. Je zwei dieser Polypeptidketten sind identisch, und zwar im HbA zwei α-Ketten und zwei β-Ketten (Abb. 20). Das HbS unterscheidet sich vom HbA in einer der 146 Aminosäuren der β-Ketten. Bei Anwendung der Fingerprinttechnik (Abb. 21) und der Sequenzanalyse des veränderten Peptids konnte ein Austausch der normalerweise vorhandenen Glutaminsäure durch Valin in Position 6 der β-Kette nachgewiesen werden.

Hb A: Val—His—Leu—Thr—Pro—$\overset{6}{\text{Glu}}$—Glu—Lys
Hb S: Val—His—Leu—Thr—Pro—**Val**—Glu—Lys

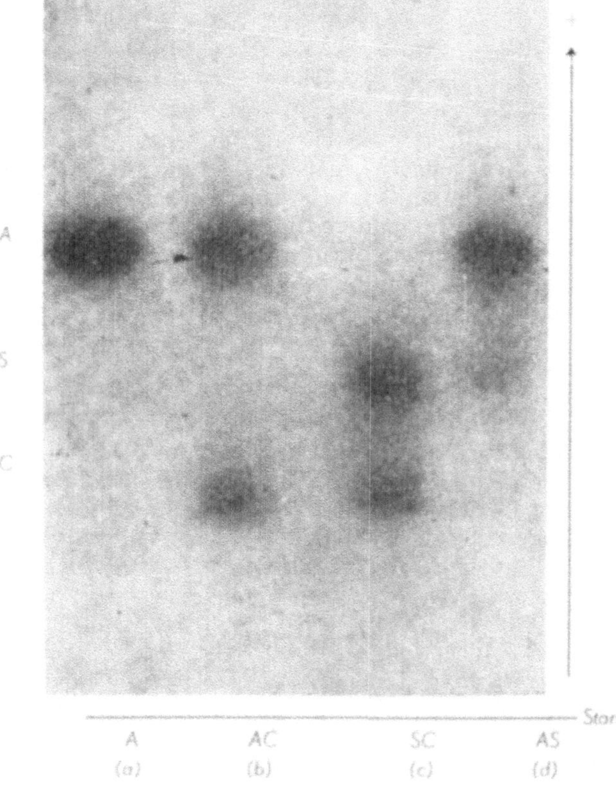

Abb. 19. Elektrophorese des Hämoglobins bei Normalpersonen (a), Personen mit Hämoglobin-C-Merkmal (b), Sichelzell-Hämoglobin-C-Anämie (c) und Sichelzellmerkmal (Stärkegelelektrophorese pH 8,6) (aus HARRIS 1974)

Bei einer weiteren Variante, dem Hämoglobin C, ist ebenfalls die Position 6 betroffen, indem Lysin an die Stelle des Valins getreten ist.

$$\text{Hb C: Val}-\text{His}-\text{Leu}-\text{Thr}-\text{Pro}-\overset{6}{\text{Lys}}-\text{Glu}-\text{Lys}$$

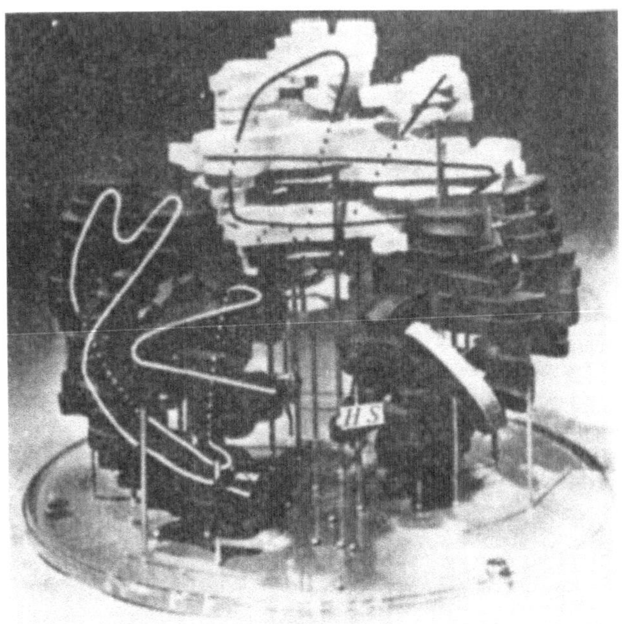

Abb. 20. Modell eines Hämoglobinmoleküls. Eine der beiden hell dargestellten Ketten wurde der Übersichtlichkeit halber weggelassen (aus PERUTZ et al. 1960).

Das Hb C kommt analog zum Hb S bei den klinisch gesunden Heterozygoten (Hb C-Merkmal) neben Hb A vor. Homozygote bilden nur Hb C. Sie zeigen klinisch höchstens eine leichte Anämie. Obwohl die Substitution bei Sichelzellanämie und Hb C in der gleichen Position stattgefunden hat, kommt es also phänotypisch zu sehr

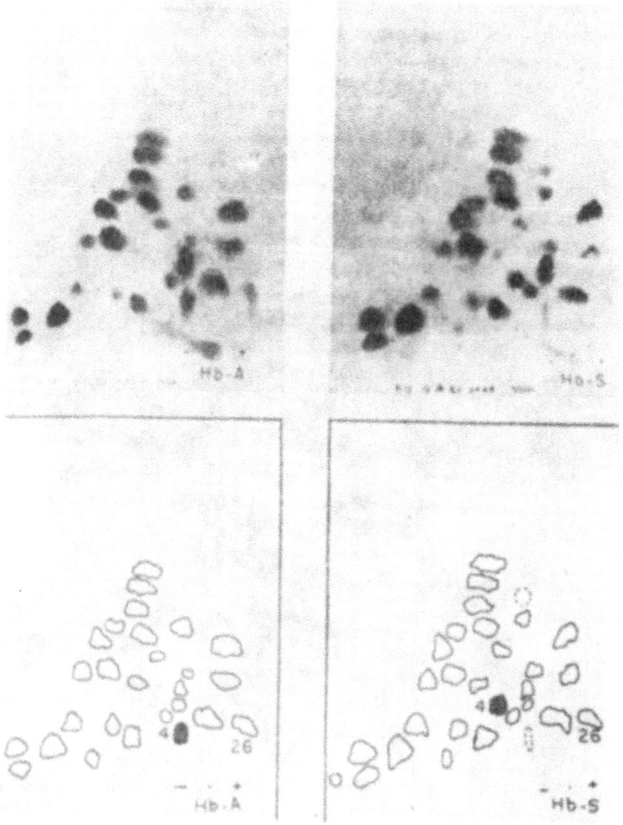

Abb. 21. „Fingerprint" von Hämoglobin A (Hb A) und Hämoglobin S (Hb S). Die nach Trypsinbehandlung getrennten Peptide werden zuerst elektrophoretisch in horizontaler und danach chromatographisch in vertikaler Richtung aufgetrennt. Die Position des Peptids 4 ist im Hb-S-Fingerprint in charakteristischer Weise im Vergleich zum Hb A verändert (aus HERSKOWITZ 1962)

unterschiedlich schweren Erscheinungen. Hb S / Hb C-Heterozygote (Sichelzell-Hb C-Anämie) bilden nur Hb S und Hb C, aber kein Hb A (Abb. 19). Darin liegt zugleich ein Beweis für die Allelie der beiden Hämoglobine.

Nach der Code-Tabelle (Tab. 2) läßt sich die spezifische Aminosäuresubstitution durch die mutativen Veränderungen jeweils nur eines Nukleotids (Mutationsort, site) des gleichen Tripletts erklären (s. Tab. 3).

Tabelle 3

Basenaustausch bei Sichelzellanämie und Hb C-Anämie

Hämoglobin	Aminosäure in Position 6	synonyme Tripletts		Krankheitsbild bei Homozygoten
$6Glu \rightarrow Val$				
Hb S $\alpha_2\beta_2$	Val	GUA	GUG	Sichelzellanämie
		$\uparrow$ Mutation $\uparrow$		
Hb A $\alpha_2\beta_2$	Glu	GAA	GAG	
$6Glu \rightarrow Lys$		$\downarrow$ Mutation $\downarrow$		
Hb C $\alpha_2\beta_2$	Lys	AAA	AAG	Hb C-Anämie

Gegenwärtig kennt man etwa 130 Hämoglobinvarianten, die auf verschiedenen mutativen Veränderungen des Globins beruhen. Je nach Lage des Defektes im Gesamtmolekül kann dieser dabei ohne biochemische bzw. klinische Auswirkungen bleiben oder funktionelle Beeinträchtigungen durch Veränderungen der Stabilität (z. B. Hb Zürich), der Löslichkeit (Sichelzellanämie), der Sauerstoffaffinität (hämoglobinopathische Methämoglobinämie) oder anderer Bindungskapazitäten bewirken.

2.3.3. Mutative Veränderungen an Enzymproteinen

2.3.3.1. Enzymvarianten (Isozyme der G6PD)

Eine ähnliche Vielfalt der Varianten wie bei den Hämoglobinen besteht auch bei der Glukose-6-Phosphat-Dehydrogenese (G6PD), von der bisher über 60 auf unterschiedlichen Mutationen eines Gens beruhende verschiedene Proteindefekte bekannt sind. Meistens kommt es dadurch zu einer Verminderung der Enzymaktivität und zu einer Störung des Abbaus des Glukose-6-Phosphats. Über eine Verminderung der $NADPH_2$-Synthese entsteht so eine Störanfälligkeit der Glykolyse, die vor allem in älteren Erythrozyten bei Einwirkung bestimmter Faktoren bzw. Substanzen zum hämolytischen Zerfall und damit zur hämolytischen Anämie führt.

Wie bereits in Kap. 1 im Zusammenhang mit der LYON-Hypothese dargestellt, unterscheiden sich die Varianten (Isozyme) A und B deutlich in ihrer elektrophoretischen Beweglichkeit (s. Abb. 4), jedoch nicht in ihrer Enzymaktivität. Zugrunde liegt eine Aminosäuresubstitution, das B-Enzym enthält an einer Stelle anstatt Asparagin im A-Enzym eine Asparaginsäure. Da der Austausch ohne Einfluß auf die Enzymaktivität bleibt, handelt es sich entsprechend der eingangs gegebenen Definition um eine Sense-Mutation.

Eine andere Variante bedingt eine Primachin-Sensitivität. Bei entsprechenden Hemizygoten kommt es nach Einnahme verschiedener Pharmaka, vor allem des synthetischen Antimalariamittels Primachin, zu einem charakteristischen Effekt in Form einer hämolytischen Krise. Einen solchen Defekt, der auf Grund einer Genmutation zu einer veränderten Reaktion auf ein Medikament führt, bezeichnet man als pharmakogenetisch und den Zweig der Genetik, der sich mit den erblich unterschiedlichen Empfindlichkeiten gegenüber bestimmten Pharmaka befaßt, als Pharmakogenetik. Die verursachende G6PD-Variante verhält sich hinsichtlich ihrer elektrophoretischen Wanderungsgeschwindigkeit wie die A-Variante und ähnelt in ihrer Kinetik beiden bereits erwähnten Varianten. Sie läßt sich jedoch infolge einer verminderten Stabilität nur in geringen Mengen nachweisen. Die Aufklärung der molekularen Veränderungen gestaltet sich dadurch sehr schwierig. Es ist jedoch anzunehmen, daß der Aminosäureaustausch hier nicht zu einer Veränderung von Syntheserate oder Funktion des Polypeptids, sondern lediglich zu einem Stabilitätsverlust geführt hat.

Ein weiteres G6PD-Isozym tritt vor allem in Populationen der Mittelmeerländer und des vorderen Orients auf. Personen mit diesem sogenannten mediterranen Typ des G6PD-Defektes entwickeln nach Kontakt mit bestimmten Pflanzen (Hülsenfrüchtler), vor allem nach Genuß von Saubohnen, eine akute hämolytische Krise. Die elektrophoretische Beweglichkeit des Isozyms entspricht der der B-Variante. Es bestehen aber kinetische Unterschiede zu dieser in Form veränderter Substratspezifitäten, erhöhter thermischer Denaturierbarkeit und einer verminderten Stabilität. Auch die meisten anderen G6PD-Varianten zeigen eine herabgesetzte Stabilität, weiterhin verminderte Syntheseraten und Veränderungen in der Kinetik. Nur bei der Variante Hektoen ließ sich eine verstärkte Synthese des Polypeptids feststellen.

2.3.3.2. *Konsequenzen der Aminosäuresubstitutionen für die Funktion der Polypeptide*

Nach dem in den vorangegangenen Abschnitten Dargestellten lassen sich die verschiedenen möglichen Konsequenzen von mutativ bedingten Aminosäuresubstitutionen für die biologische Aktivität eines Polypeptids folgendermaßen zusammenfassen (nach LENZ 1970):

a) Die Funktion des Polypeptids wird durch die Aminosäuresubstitution nicht verändert.
Beispiele hierfür sind die A- und B-Varianten der G6PD.

b) Die Funktion ist eingeschränkt oder nicht mehr nachweisbar.

c) Das Polypeptid zeigt eine gesteigerte biologische Aktivität.

d) Das Polypeptid wird in geringerer Quantität gebildet (Thalassämien, s. S. 92).

e) Das Polypeptid wird in größerer Menge gebildet.

Darauf zurückzuführen ist z. B. die scheinbar gesteigerte Aktivität der G6PD-Variante Hektoen.

f) Das veränderte Polypeptid verhält sich sowohl hinsichtlich seiner Funktion als auch seiner Syntheserate normal, seine Stabilität ist jedoch vermindert (Primachin-Sensibilität).

2.3.3.3. *Inborn errors of metabolism — angeborene Stoffwechselkrankheiten*

Wenn eine Mutation die Aktivität, Syntheserate oder Stabilität eines Enzyms verändert, kann es zu einem Block im betroffenen Stoffwechselweg kommen. Drei Möglichkeiten der Auswirkung eines solchen Enzymdefektes zeigt Abbildung 22 auf. Wendet man dieses Schema auf den Tyrosin-Phenylalanin-Stoffwechsel (Abb. 23) an, so können als Beispiel für die Möglichkeit b) die Alkaptonurie, für c) der Albinismus und für d) die Phenylketonurie dienen. Alle drei Krankheitsbilder beruhen auf einer Störung des gleichen Stoffwechselweges, klinisch weisen sie jedoch kaum Gemeinsamkeiten auf.

Bei der Alkaptonurie führt ein Defekt der Homogentisinsäureoxidase zur Ansammlung von Homogentisinsäure im Harn sowie in polymerisierter Form als Pigment in bradytrophen Geweben, vor allem im Gelenkknorpel (Ochronose). Das Krankheitsbild entsteht also durch Akkumulation eines Stoffwechselzwischenproduktes vor dem durch die Mutation verursachten Block.

Beim Albinismus dagegen entwickelt sich die Symptomatik durch den Ausfall eines Endproduktes, das auf Grund des Enzymdefektes nicht synthetisiert wird.

Bei der Phenylketonurie kommt es schließlich zur Ansammlung von Phenylalanin und dessen unphysiologischem Abbau zu Phenylbrenztraubensäure. Durch kompetitive Hemmung verschiedener Enzyme des Tyrosinstoffwechsels entstehen dadurch Pigmentierungsstörungen. Die unphysiologischen Stoffwechselprodukte so-

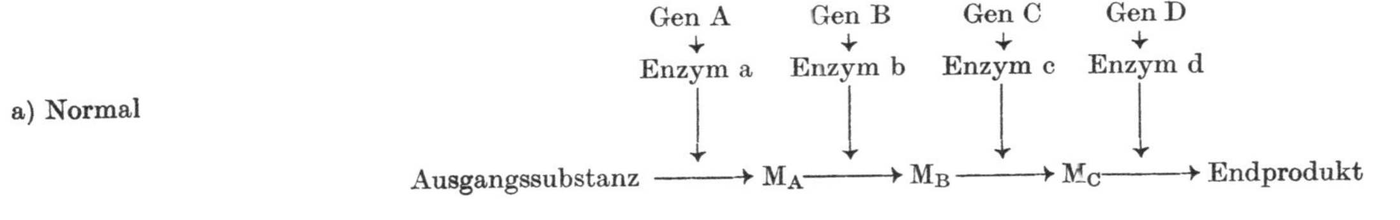

Abb. 22. Schematische Darstellung einiger Möglichkeiten der phänotypischen Wirkung eines genetisch bedingten Stoffwechsel-blocks. (M = Metabolit, Zwischenprodukt). Verändert nach McKusick 1968

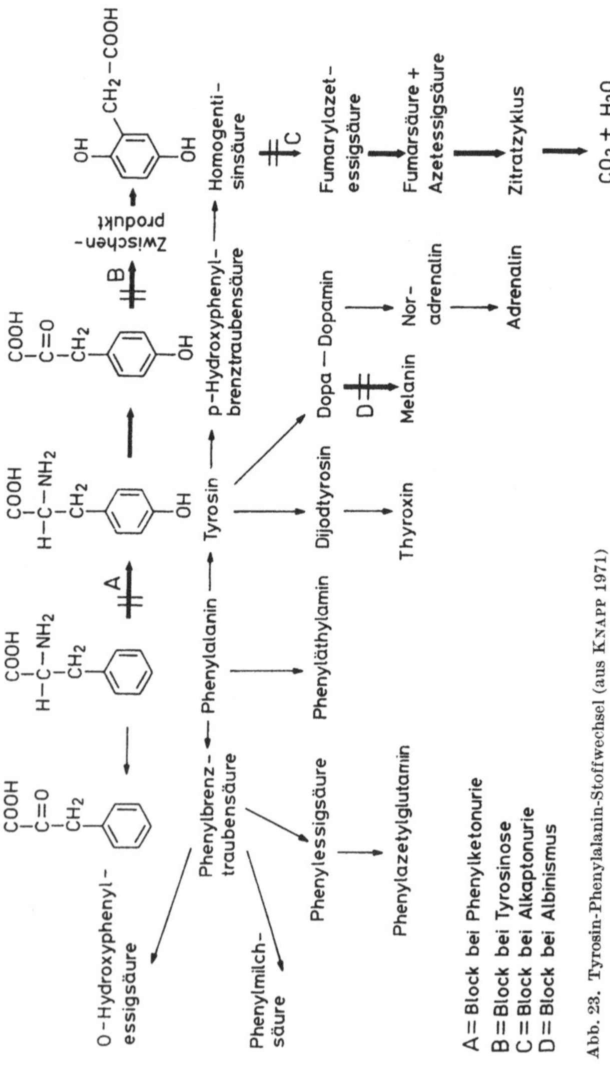

Abb. 23. Tyrosin-Phenylalanin-Stoffwechsel (aus KNAPP 1971)

wie der Aminosäuremangel in den Nervenzellen bedingen offenbar die geistige Retardation. Wir kennen heute, über 70 Jahre nach der Entdeckung der „inborn errors of metabolism" durch GARROD (1902) ca. 150 Enzymopathien.

Enzymproteine betreffende Mutationen manifestieren sich meistens bei Heterozygoten lediglich auf biochemischer Ebene und führen nur bei Homozygoten zu klinischen Erscheinungen, d. h., sie werden der eingangs gegebenen Definition nach (s. S. 12) rezessiv vererbt.

Dagegen bewirkt ein großer Teil genetisch bedingter Strukturproteindefekte bereits bei Heterozygoten klinische Störungen (z. B. Hämoglobin-Varianten) und zeigt somit einen dominanten Erbgang.

Diese Erscheinung führt gelegentlich dazu, daß ein klinisch zunächst einheitliches Krankheitsbild, wie etwa die Methämoglobinämie, rezessiv oder dominant vererbt wird, je nachdem, ob es bei dem jeweiligen Fall auf einen Enzymdefekt (enzymopathische M.) oder einem Strukturproteindefekt (hämoglobinopathische M.) beruht.

2.3.4. *Genmutation und Phänotyp*

2.3.4.1. *Polymorphismen*

Ein einfaches Enzym- wie auch Strukturprotein besteht aus mehreren hundert Aminosäuren und damit das entsprechende Gen aus ebensoviel Codonen, die sich ihrerseits aus drei Nukleotiden zusammensetzen. Wenn die Mehrzahl der Genmutationen nur eines dieser Nukleotide betrifft und jedes Nukleotid noch mehrere Möglichkeiten der Veränderung hat, so ergibt sich eine sehr große Anzahl denkbarer Varianten für die Mutation eines einzigen Gens. Eine entsprechende Vielfalt ist phänotypisch von den Proteinen zu erwarten, die auf Grund unterschiedlicher Mutationen eines Locus entstehen. Die bereits aufgeführten Beispiele der Hämoglobin- und G6PD-Varianten können als Bestätigung dieses Postulates dienen.

Je nach Anpassung des entsprechenden Phänotyps an die Umweltverhältnisse bzw. nach dem Grad der Abweichung einer Mutante vom Normaltyp besteht ein unterschiedlich großer Selektionsdruck für die einzelnen Allele. Ein Teil der Mutanten wird sich fast oder vollkommen selektionsneutral verhalten, da die entsprechenden Allele in ihrer phänotypischen Manifestation keine bedeutenden Abweichungen vom Wildtypallel zeigen. Sie können dadurch in einer Population erhalten bleiben. Erreichen zwei oder mehrere solcher Allele jeweils eine Frequenz von 1% und mehr, so spricht man von Polymorphismus des entsprechenden Locus. Diese Polymorphismen stellen beim Menschen keine Besonderheit dar. Sie sind bisher für über 60 Loci gesichert worden, wobei für jedes dritte menschliche Strukturgen ein Polymorphismus vermutet wird (HARRIS 1974).

Daraus ergibt sich eine Modifizierung unserer Vorstellung vom Wildtypallel als einem konstanten „Normalallel". Als Normalallel imponieren alle die Allele, die homozygot oder untereinander heterozygot phänotypisch zu keinen auffälligen und damit gravierend selektionsnachteiligen Verschiebungen führen (Abb. 24).) Unterschiede zwischen diesen Allelen fallen nur auf, wenn sie heterozygot mit einem anderen zusammenkommen, dessen Genprodukt stärker von der normalen Funktion abweicht. Codiert dabei z. B. ein „Normalallel" ein Protein mit maximaler Aktivität, so wird es heterozygot eine rezessive Mutation kompensieren. Liegt das „Normalallel" aber selbst bereits hinsichtlich der Enzymaktivität seines Proteins an der unteren Grenze des Normalen, so wird sich das gleiche rezessive Allel schon heterozygot in einem Defekt manifestieren, es zeigt also plötzlich die Wirkung eines dominanten Gens. In entsprechenden Stammbäumen drückt sich diese Erscheinung dann als „variable Expressivität" aus. Im Unterschied zu anderen genetischen Ursachen für eine variable Expressivität (s. Kap. 1)

kann der Polymorphismus eine *intra*familiäre Variabilität
der Erscheinungen bedingen, wobei diesmal nicht das
mutierte Allel, sondern unterschiedliche „Normalallele"

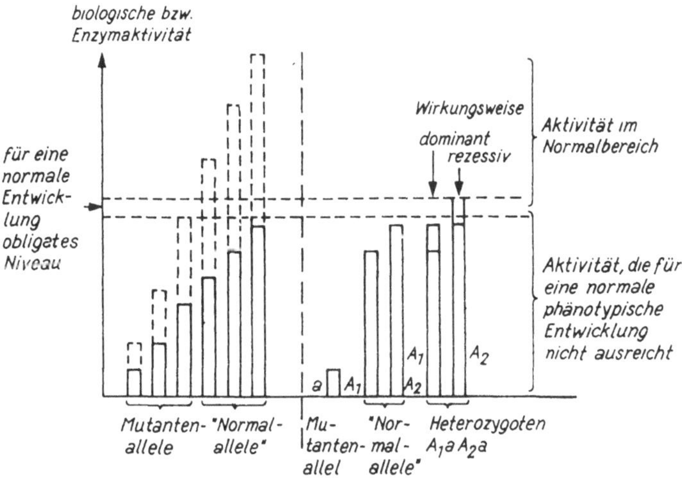

Abb. 24. Dominanz und Rezessivität in Abhängigkeit von verschiedenen „Normalallelen".

Links: Enzymaktivität verschiedener Mutanten und Normalallele
(– – – homozygot). Liegt die Enzymaktivität der Homozygoten über
dem biologisch obligaten Niveau, gelten die Allele als „Normalallele",
liegt sie darunter, als Mutanten.

Rechts: Heterozygotie des Allels a mit verschiedenen „Normalallelen".
A_1a – das obligate Niveau wird nicht erreicht, es kommt zu klinischen
Erscheinungen, die Mutation wirkt dominant. A_2a – das obligate Niveau wird erreicht, dieselbe Mutation wirkt rezessiv

die Variable darstellen. Existiert also in einer Sippe eine
Mutation, so kann sie je nach heterozygoter Kombination
mit unterschiedlichen „Normalallelen" zu verschiedenen
Varianten einer Krankheit und im Extrem zu verschiedenen Vererbungsmodi führen (dominant-rezessiv), bei

relativer Konstanz innerhalb einer Geschwisterschaft.
Eine derartige intrafamiliäre Variabilität läßt sich z. B.
in großen Sippen mit Muskeldystrophien beobachten.

2.3.4.2. Selektionsvorteil Heterozygoter

In wenigen Fällen wird eine Mutation sogar einen Se-
lektionsvorteil für ihre Träger bringen. Die bekanntesten
Beispiele für diese Erscheinung stellen die Thalassämie-
Allele und das Sichelzell-Allel dar. Sie verleihen infolge
Veränderungen der Hämoglobinfunktion Heterozygoten
eine gegenüber normalen Homozygoten gesteigerte
Resistenz gegenüber Malaria. Trotz Letalität bei homo-
zygoten Anlageträger konnten solche Allele deshalb in
Malariagebieten (Mittelmeer-Länder, Afrika, Südost-
asien) eine Frequenz von bis zu 30% erreichen.

2.3.4.3. Multiple Allelie

Eine solche Heterogenität, wie sie sich im Zusammenhang mit dem Polymorphismus für wenig nachteilige
Mutationen feststellen läßt, muß auch für Allele bestehen, die sich phänotypisch ungünstig auswirken. Diese
Allele verschwinden gewöhnlich auf Grund des Selektions-
nachteils ihrer Träger mehr oder weniger schnell im Laufe
der Generationen wieder aus der Population bzw. halten
sich mit geringer Frequenz in der Deszendenz der Person,
bei der ursprünglich die Mutation auftrat (s. 3. Kapitel).
Die Frequenz entsprechender Krankheitsbilder wird wesentlich mitbestimmt durch Neumutationen. Bei der eingangs erwähnten hohen Anzahl verschiedener Möglichkeiten der Mutation eines Locus und der niedrigen Mutationsrate jedes Gens ist jedoch nur selten mit dem Auftreten von zwei identischen Neumutationen im Verlauf
von vielen Generationen in der menschlichen Population
zu rechnen. Das bedeutet einerseits, jede Sippe besitzt ihr

eigenes Allel bzw. ihre eigene Krankheit, und andererseits,
Personen mit einer identischen Mutation müssen über
einen gemeinsamen Vorfahren, den Träger der Neumutation, miteinander verwandt sein. Das entspricht sowohl
den paraklinischen als auch den klinischen Erfahrungen.
Je intensiver eine Erbkrankheit untersucht und analysiert
wird, desto mehr zerfällt sie in kleinere familienspezifische
Defekte. Umgekehrt läßt sich unter günstigen Umständen
für Patienten mit der gleichen Krankheit auch eine Verwandtschaft nachweisen: In Südafrika leben gegenwärtig
etwa neuntausend Personen mit einem in anderen Ländern gar nicht oder nicht mit Sicherheit nachweisbaren
pharmakogenetischen Defekt, der Porphyria variegata.
Für alle diese Personen läßt sich die Abstammung von
einem holländischen Siedlerpaar aus dem 17. Jahrhundert
belegen (LENZ 1970). Da die Krankheitssymptome außer
nach Alkoholgenuß vor allem als Reaktion auf bestimmte
Medikamente (Sulfonamide, Barbiturate) auftreten, spielt
das Gen erst seit deren Einführung in die Medizin eine
auffällig negative Rolle und konnte sich vorher mit
den zahlreichen Nachkommen des Ahnenpaares aus-
breiten.

Auf die gleiche Weise läßt sich die Herkunft von gegenwärtig etwa 7000 Fällen von Chorea HUNTINGTON in den
USA auf drei Einwandererfamilien aus dem 17. Jahrhundert zurückführen (FUHRMANN und VOGEL 1968). Die
Möglichkeit für eine so starke Ausbreitung eines so schweren Erbleidens beruht auf dem hohen Erstmanifestations-
alter. Die Patienten heiraten und pflanzen sich fort, bevor sie wissen können, ob sie Anlageträger sind.

Schließlich stammen wahrscheinlich alle TAY-SACHS-
Fälle von einer Person ab, die im 16. Jahrhundert in der
Nähe von Kiew gelebt hat und deren Nachkommen sich
über viele Länder verbreiteten. Es handelt sich dabei um
ein autosomal rezessives Gen, das seinen Trägern zunächst
keinerlei Nachteil brachte. Da diese aber als Ashkenasim
(Ostjuden) praktisch bis auf die heutige Zeit ein (religiöses)
Isolat darstellten, kam es häufig zu Verwandtenehen und

damit zu Homozygotie und zu der relativ hohen Frequenz
des Syndroms in dieser Bevölkerungsgruppe.

Auch auf Grund der multiplen Allelie kann ein phänotypisch einheitlich erscheinender Defekt unterschiedlich

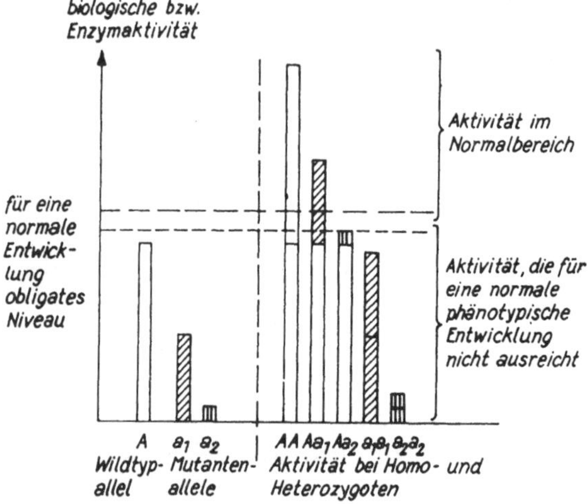

Abb. 25. Multiple Allelie bei Enzymopathien — rezessive oder dominante Wirkung verschiedener Mutationen des gleichen Locus.
Links: Enzymaktivität bei Homo- und Heterozygoten. Bei Heterozygotie Aa₁ wird noch das obligate Niveau der Enzymaktivität erreicht — das Allel a₁ wirkt rezessiv. Bei Heterozygotie Aa₂ bleibt die
Enzymaktivität wie bei Homozygotie a₁a₁ und a₂a₂ unter dem obligaten Niveau, es kommt zu klinisch manifesten Störungen, d. h. das
Allel a₂ wirkt „dominant" (aus WITKOWSKI und HERRMANN 1975)

vererbt werden. Besteht zwischen zwei Allelen ein Unterschied in der Form, daß das Genprodukt des einen mit dem
des Wildtypallels im heterozygoten Zustand eine normale
phänotypische Funktion gewährleistet, während das
andere Allel ein Protein codiert, dessen wesentlich geringere biologische Reaktivität dazu nicht mehr aus-
reicht, so werden sich unterschiedliche Vererbungstypen

ergeben, im ersten Fall Rezessivität, im zweiten Dominanz (Abb. 25). Theoretisch lassen sich daraus fließende Übergänge zwischen dominanter und rezessiver Vererbung nachweisen, wobei generell ein leichter Schaden zu erwarten ist, wenn noch ein voll wirksames Normalallel existiert, die Mutation also dominant wirkt. Solche Beispiele unterschiedlicher Vererbungstypen auf Grund multipler Allele, also mit qualitativ gleichem Basisdefekt, bei denen die dominante Form jeweils die klinisch leichtere ist, lassen sich in der medizinischen Genetik vereinzelt nachweisen.

2.3.4.4. *Heterogenie*

Die Erscheinung der multiplen Allelie läßt sich vielfach nur schwer von der bereits erwähnten (Kap. 1) Heterogenie oder Genokopie unterscheiden. Dabei liegen phänotypisch und klinisch, z. T. auch auf biochemischer Ebene, gleichartigen Störungen Mutationen verschiedener Gene zugrunde. Der phänotypische Unterschied kann sich dabei nur auf das Eiweiß beschränken, das das direkte Genprodukt darstellt. Durch Beteiligung solcher Eiweiße an einem gemeinsamen Stoffwechselschritt oder einer Stoffwechselkette entstehen dann sekundär gleichartige Verschiebungen. Als Beispiel für Heterogenie und zugleich für deren Bedeutung in Therapie und Diagnostik sei die Methylmalonazidurie angeführt:

Seit Erstbeschreibung 1967 sind nur wenige Fälle aus verschiedenen Familien unter dieser Diagnose beschrieben worden. Sie zeigen alle übereinstimmend eine auffällig hohe Methylmalonsäureausscheidung im Urin und eine Ketazidose mit entsprechenden klinischen Sekundärerscheinungen, an der sie ohne Therapie z. T. innerhalb der ersten Lebenswochen sterben. Zugrunde liegt ein Stoffwechselblock bei der Umwandlung von Methylmalonyl-CoA in Succinyl-CoA (Abb. 26).

Aus dem Schema geht hervor, wieviel verschiedene Mutationen bisher bei Methylmalonazidurie gefunden

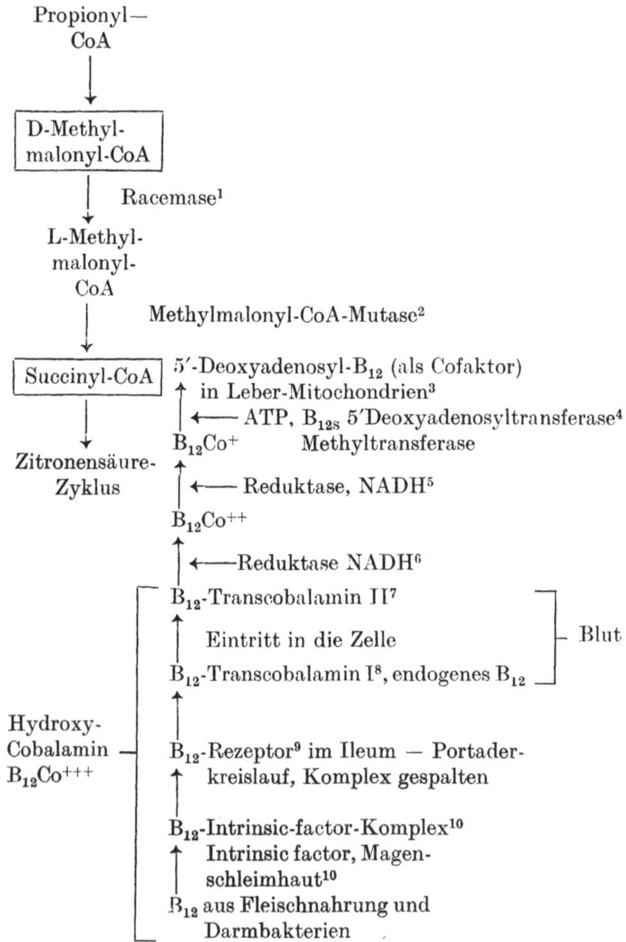

Abb. 26. Basisdefekte (hochgestellte Zahlen) bei Methylmalonazidurie (nach ROSENBERG and MAHONEY 1973)

wurden, wobei die Anzahl der theoretisch denkbaren Loci, deren Mutation einer Methylmalonazidurie zugrunde liegen können, noch weitaus höher liegt. Die biochemische Diagnose Methylmalonazidurie kann also auf ganz verschiedenen Basisdefekten beruhen, die zu unterschiedlichen diagnostischen und therapeutischen Konsequenzen und auch klinischen Folgen führen:

a) Bei den Defekten 9 und 10 handelt es sich um eine Malabsorption, die sich klinisch in einer perniziösen Anämie äußert und sofort durch parenterale Vitamin B_{12}-Gaben behoben werden kann.

b) Für eine Korrektur der Defekte 8 und 7 sind sehr hohe Dosen Vitamin B_{12} peroral und parenteral notwendig.

c) Bei den Defekten 6 und 5 besteht ein normaler Serum-Spiegel für Vitamin B_{12}. Da aus dem $B_{12}Co^+$ das Methyl-B_{12}, das Coenzym der Methyltransferase, beim Abbau von Homozystein in Methionin, entsteht, besteht zusätzlich zur Methylmalonazidurie eine Homozystinurie, Zystathioninämie und Hypomethioninämie.

d) Bei den Defekten 4 und 3 haben sich hohe Dosen von Vitamin B_{12} bereits als wenig effektiv erwiesen. Es wurde deshalb zusätzlich eine eiweißarme Diät versucht.

e) Handelt es sich um einen Defekt der Racemase (1) oder des Apofermentes der Isomerase (2), ist schließlich keinerlei Wirkung zusätzlicher Vitamin B_{12}-Gaben zu erwarten. Es besteht eine schwere Ketazidose infolge der Ansammlung von Fett- und anderen Säuren, eine ungeklärte sekundäre Hyperglycinämie und Hyperammonämie sowie eine Hypoglykämie. Therapeutisch ist nur die Verminderung des Methylmalonyl-CoA-Angebotes denkbar. Durch eiweißarme Diät lassen sich jedoch nur geringe Erfolge erzielen, da Methylmalonyl-CoA außer aus Thymin und Valin vor allem aus Propionyl-CoA entsteht und dieses wiederum z. T. aus dem Abbau von Aminosäuren (Isoleucin, Methionin, Threonin), zum anderen Teil aber aus dem Abbau von einigen ungeradzahligen Fettsäuren und Seitenketten der Cholesterine, der diätetisch kaum beeinflußbar ist.

Die Methylmalonazidurie stellt bezüglich der Heterogenie auch für Stoffwechseldefekte keine seltene Ausnahme dar (vgl. *1.2.1.3.*) Einer biochemisch manifesten Galaktosämie z. B. können Mutationen dreier verschiedener Loci zugrunde liegen. Das gleiche gilt für die Hyperglycinämie.

Schlußfolgerungen aus der Erscheinung der Heterogenie ergeben sich sowohl für die Erbprognose (s. *1.2.1.3.*) als auch für Diagnostik und Therapie: So wird bei Screeningtesten gewöhnlich nicht auf Basisdefekte, d. h. auf das direkte Genprodukt etwa in Form des Enzyms, sondern auf eine sekundäre biochemische Verschiebung untersucht. Dadurch erscheinen genetisch unterschiedliche Defekte als einheitliche Störung, die jedoch nicht als solche behandelt werden darf. Bezüglich der Methylmalonazidurie können bei den einzelnen Fällen je nach Basisdefekt und beteiligtem Locus unterschiedliche Dosen von Vitamin B_{12}, verschieden verabreicht, ganz unterschiedliche Erfolge haben. Daraus wird ersichtlich, wie komplex ein einfaches, monogen bedingtes Krankheitsbild bereits sein kann und welche Vorsicht geboten ist, von einem Therapieerfolg oder -mißerfolg in einer Familie auf einen anderen Fall aus einer anderen Familie zu schließen.

2.3.5. *Entstehung von Genmutationen*

Nach der Art ihres Auftretens unterscheidet man induzierte Mutationen von Spontanmutationen. Während sich für erstere eine Ursache in der Wirkung sogenannter mutagener Faktoren auf die DNS erkennen und experimentell nachweisen läßt, treten Spontanmutationen ohne ersichtliche Ursache als regelmäßige Erscheinung mit einer relativ konstanten Rate auf. Die Differenzierung nach Kenntnis der Ursachen ist somit subjektiv, zumal die Vermutung naheliegt, daß auch Spontanmutationen z. B. durch die normale Strahlenbelastung auf der Erd-

oberfläche oder durch natürlich vorkommende Chemikalien bzw. Alterungsprozesse entstehen.

Ein entscheidender qualitativer Unterschied in den
durch Spontan- oder induzierte Mutationen hervor-
gerufenen Veränderungen in der DNS besteht offenbar
nicht.

Zunächst erscheinen in der DNS sogenannte prämu-
tative Schäden. Diese werden durch die folgende Replikation zu Mutationen, oder sie unterliegen bereits vorher
einem Reparaturprozeß, sofern sie nicht letal wirken. Die
häufigsten Schadenstypen an der DNS bestehen in Veränderungen der Basen oder in Brüchen im Zucker-Phos-
phat-Rückgrat (Abb. 27).

2.3.5.1. *Wirkungsweise mutagener Faktoren*

2.3.5.1.1. *Chemikalien und Strahlen*

Für den größten Teil der Chemikalien ist der zu mutativen Veränderungen führende Wirkungsmechanismus
noch unbekannt. Viele wirken wahrscheinlich nicht direkt
auf die DNS, sondern erfahren vorher noch einen Umbau
in der Zelle bzw. setzen dort mutationsauslösende Stoffe
frei.

Als ebenso uneinheitlich und in ihrer Wirkungsweise
noch wesentlich unklarer haben sich die verschiedenen
Strahlenarten erwiesen. An der einzelnen Zelle und auch
an kleinen Tieren, wie z. B. an Drosophila, läßt sich generell eine Abhängigkeit der Mutationsrate von der Strahlen-
dosis erkennen. Dabei besteht bei energiereichen Strahlenarten ein Unterschied zwischen direkter und indirekter
Strahlenwirkung. Letztere setzt in der Zelle Radikale
frei, die über Peroxide auf die DNS einwirken. Die
Mutationsauslösung geschieht also letzten Endes auf che-
mischem Wege. Der Vorgang gleicht in der Art der Dosisabhängigkeit der Wirkung bestimmter chemischer Substanzen, der „Radiomimetika". Von der direkten Strahlen

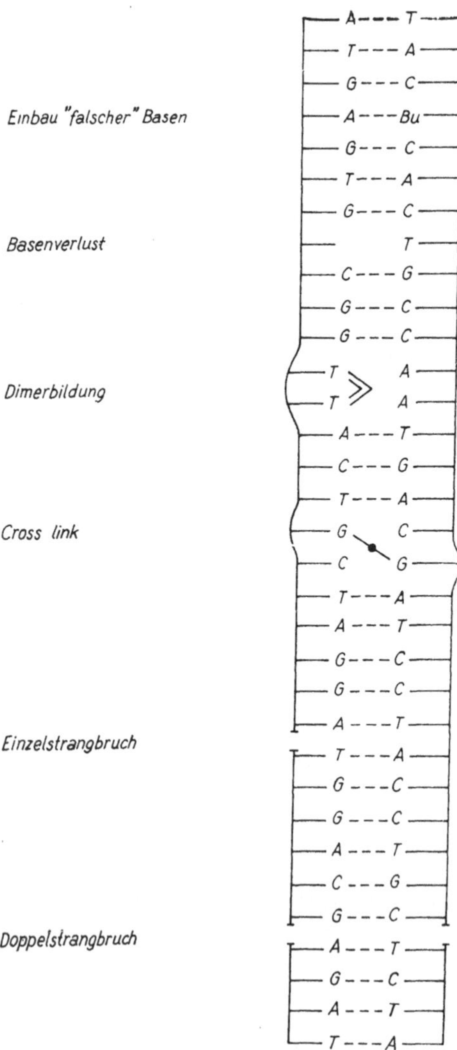

Abb. 27. Schadenstypen der DNS (nach BÖHME 1972)

wirkung ist dagegen ein Angreifen an der DNS selbst
anzunehmen. Die Dosisabhängigkeit zeigt dabei einen
anderen Charakter. Während sich der Effekt bei der indirekten Strahlenwirkung über die Entstehung von Ioni-
sationen und damit von Radikalen summiert, besteht bei
direkter Strahlenwirkung ein Treffermechanismus, d. h.
der Effekt nimmt mit jedem Strahlungstreffer auf die
DNS zu.

2.3.5.1.2. *Viren*

Viren induzieren Chromosomenaberrationen. Der Mechanismus derartiger Vorgänge ist bisher weitgehend unklar geblieben. Lediglich die nach Kontakt mit Viren
häufig eintretende „Chromosomenpulverisation" läßt
sich erklären: Viren vermögen eine Zellverschmelzung zu
induzieren. Verschmelzen dabei zwei Zellen, von denen
sich die eine in Mitose und die andere in der S-Phase be-
finden, so tritt in letzterer eine vorzeitige Kondensation
aller Chromosomenabschnitte ein, die sich gerade nicht
replizieren. Auf diese Weise entsteht das Bild einer schein-
baren hochgradigen Fragmentation. Im eigentlichen Sinne
handelt es sich dabei also gar nicht um eine Mutation.
Als Ursache anderer Veränderungen an den Chromosomen (Brüche, Umbauten usw.) vermutet man virus-
eigene Enzyme, virusbedingte Stoffwechselprodukte oder
Replikationsfehler. Es läßt sich nicht ausschließen, daß
auf diesem Wege auch Genmutationen entstehen. Experimentelle Anhaltspunkte für derartige Erscheinungen
gibt es jedoch nicht.

2.3.5.2. *Die häufigsten Schadenstypen in der DNS*

Veränderungen an den Basen:
Für einige chemische Agenzien besteht bereits Klarheit
über den **Wirkungsmechanismus**, besonders hinsichtlich
der Entstehung von Transitionen:

a) Transitionen: Basenanaloga, z. B. 5-Bromurazil
oder 2-Amino-Purin, ähneln einer der physiologischen
Basen der DNS und werden während der Replikation
an deren Stelle in den Nukleinsäurestrang eingebaut
(Abb. 28).

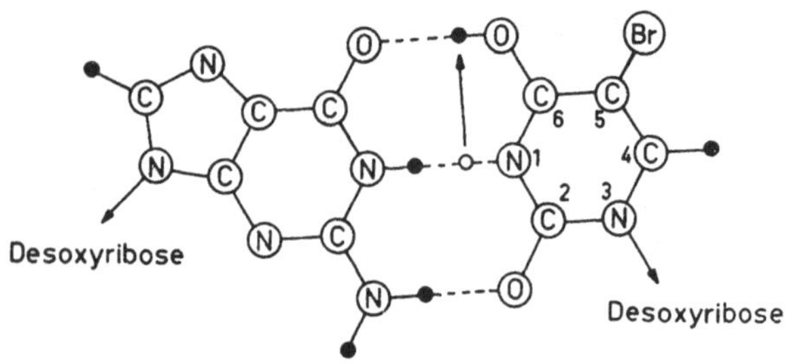

Abb. 28. Die durch den Einbau von 5-Bromuracil bedingten Transitionen.
a) Paarungsverhalten der normalen Keto- und seltenen Enol-Form
von 5-Bromuracil (nach HAYES 1964).

Salpetrige Säure (HNO_2) verändert durch Desaminierung die Basen Cytosin und Adenin so, daß sie ein anderes Paarungsverhalten zeigen und es dadurch zu Transitionen kommt (Abb. 29). Durch Hydroxylamin entsteht aus Cytosin ein Derivat, das infolge von Amino-Imino-Tautomerie zur Fehlpaarung mit Adenin führt (Abb. 30).

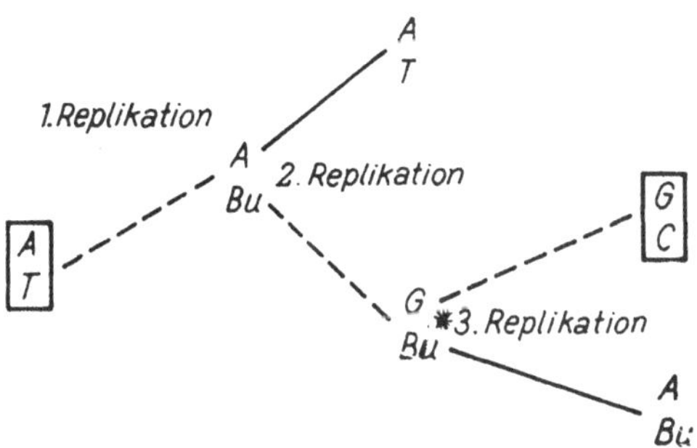

Abb. 28. b) genetische Konsequenz: AT→GC

b) Einstrangbrüche erscheinen u. a. nach Einwirkung ionisierender Strahlen (z. B. Röntgenstrahlen), monofunktioneller Alkylierung oder als Folge einer Depurinisierung.

c) Doppelstrangbrüche sind das Ergebnis bifunktioneller Alkylierung und ionisierender Strahlung.

d) Eine Dimerisierung von Pyrimidinbasen wird durch Bestrahlung mit UV-Licht (Wellenlänge 254 nm) verursacht, wobei kovalente Bindungen zwischen benachbarten Pyrimidinbasen gebildet werden. Am häufigsten entstehen solche Dimere zwischen Thyminresten (Abb. 31), aber auch zwischen Cytosin und Thymin, sowie Cytosin und Cytosin.

e) Cross-links, Vernetzungen der komplementären DNS-Stränge, treten auf, wenn sich Dimere zwischen schräg gegenüberstehenden Pyridinbasen ausbilden. Sie sind aber auch die Folge der Einwirkung bifunktioneller alkylierender Agenzien, wobei sich Dimere zwischen be-

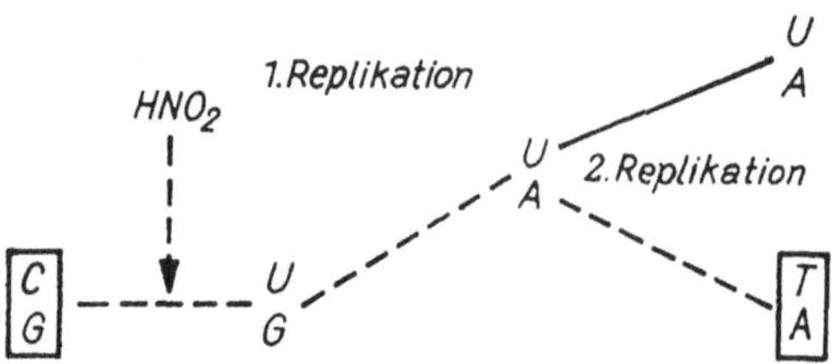

Abb. 29. Desaminierungsreaktion
a) Desaminierungsreaktionen und Paarungsverhalten der Reaktions-
produkte (nach HAYES 1964)

b) Genetische Konsequenz der Desaminierung von Cytosin: CG→TA
(Transition)

nachbarten Guaninnukleotiden (Intrastrang-Cross-links)
oder zwischen solchen, die sich auf den beiden komplementären DNS-Strängen schräg gegenüberstehen (Inter-
strang-Cross-links) ausbilden.

2.3.6. Genmutationen beim Menschen in Soma- und Keimzellen

Die geschilderten Mechanismen der Mutationsent-
stehung wurden im wesentlichen an Mikroorganismen und
tierischen Zellen aufgeklärt. Entsprechende Experimente

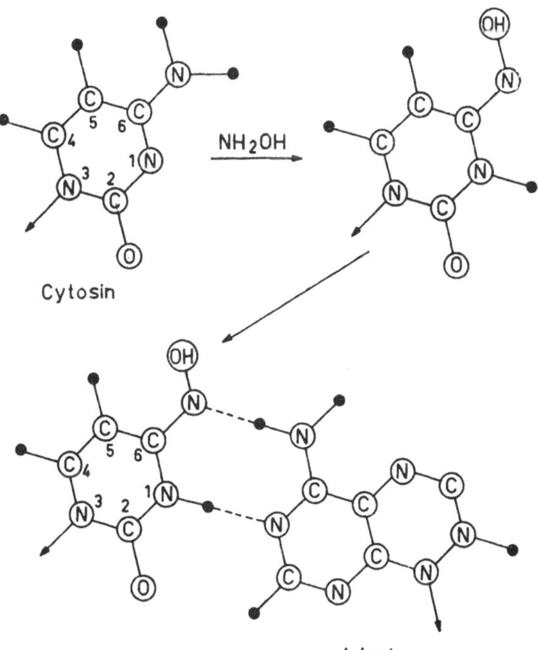

Abb. 30. Hydroxylamin-Wirkung
a) Vermuteter Wirkungsmechanismus von Hydroxylamin (NH₂OH)
auf Cytosin (nach HAYES 1964)

haben sich auch an der menschlichen Zelle in vitro reproduzieren lassen. Hinsichtlich der Auswirkungen von Genmutationen beim Menschen muß jedoch — wie bei Chromo-
somen- und Genommutationen — zwischen somatischen
und in-vitro-Zellen auf der einen und Keimzellen auf der
anderen Seite unterschieden werden. Inwieweit die besprochenen mutagenen chemischen Agenzien und Strahlen
auch auf die Keimzellen bzw. ihre Vorstufen im Organismus wirken, ist bis jetzt noch vollkommen unklar. Zwar
läßt sich theoretisch schlußfolgern, daß ein Teil von ihnen
auch an die an sich gut abgeschirmten Keimzellen gelangen, ein direkter Nachweis, daß entsprechend exponierte
Personen einen höheren Anteil gengeschädigter Kinder
haben, steht jedoch noch aus, auch nach der genauen
Untersuchung der Überlebenden von Hiroshima und

Abb. 30. b) Genetische Konsequenz: GC→AT$_{i}^{•}$(Transikon)

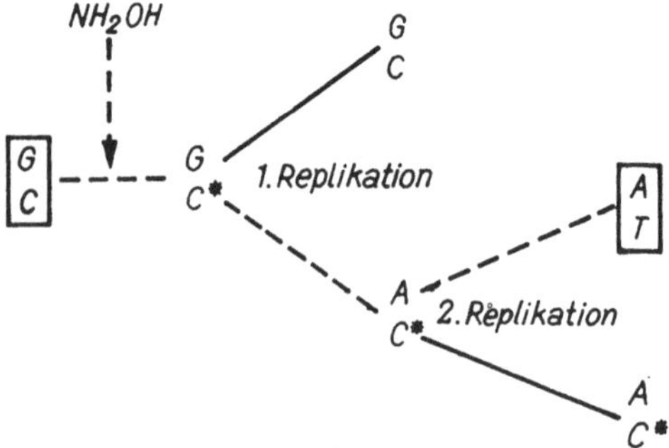

Abb. 31. Dimerisierung benachbarter Thyminmoleküle (Böhme 1972)

Nagasaki. Man muß allerdings berücksichtigen, daß ein solcher Nachweis beim Menschen sehr schwer zu führen ist, da man in den ersten Generationen nur dominante oder X-chromosomale Mutationen erkennen kann. Außerdem findet wahrscheinlich eine Selektion mutierter Zellen bereits auf der Stufe der Gameten statt.

3.3.6.1. *Mutationshäufigkeit in Abhängigkeit vom Lebensalter*

Beim Menschen wie auch bei darauf untersuchten Tieren läßt sich ein direkter Zusammenhang zwischen Mutationshäufigkeit bzw. Mutationsrate und Lebensalter erkennen. Wir hatten das bereits bei den zytologisch faßbaren Mutationen gesehen und können es auch an Genmutationen erkennen. Hiervon sind mit Sicherheit auch die Zellen der Keimbahn betroffen.

Die Rate der Neumutationen läßt sich am besten an dominant erblichen Merkmalen untersuchen. Für einen Teil der für solche Erhebungen geeigneten Krankheitsbilder ist dabei ein deutlicher Anstieg der Neumutationsrate mit dem Zeugungsalter des Vaters erkennbar. Das gilt etwa für die Achondroplasie und die Akrozephalosyndaktylie. Auch an Hand der Hämophilie ließ sich diese Beobachtung bestätigen. Da es sich hier um eine X-chromosomale Mutation handelt, müssen Knaben das entsprechende Chromosom von der Mutter geerbt haben. Es ließ sich nun nachweisen, daß das Zeugungsalter der Väter solcher Frauen, bei deren Kindern eine Neumutation für Hämophilie auftrat, signifikant über dem durchschnittlichen Zeugungsalter der Population lag. Die Gefahr für Genommutationen erhöht sich also mit dem Alter beider Eltern, die für Genmutationen mit dem Zeugungsalter des Vaters.

Die Häufigkeit somatischer Mutationen steigt wahrscheinlich in gleicher Weise bei beiden Geschlechtern mit dem Lebensalter an. Erkennen lassen sie sich allerdings außerordentlich selten und dann meistens nur, wenn sie auf einer sehr frühen Entwicklungsstufe eintreten. Bei autosomal dominant vererbtem v. RECKLINGHAUSEN-Syndrom z. B. gibt es Fälle, in denen die Fibrombildung nur innerhalb der Grenzen eines Segmentes auftritt. Man kann annehmen, daß hier die Fehlbildung auf eine Mutation in einer einzigen Ausgangszelle während des Embryonalstadiums zurückgeht. Entsprechende Erscheinungen lassen sich auch an anderen Krankheitsbildern beobachten, die durch ein dominant wirksames Gen bedingt werden. In diesem Zusammenhang sind auch bestimmte Naevi zu nennen, z. B. der Naebus flammeus und der Naevus verrucosus, die eine deutliche sektoriale Anordnung zeigen. Es ist anzunehmen, daß ihnen ebenfalls dominante somatische Mutationen zugrunde liegen. Diese Mutationen wirken wahrscheinlich, wenn sie bereits in der Zygote bestehen, später also den gesamten Organismus betreffen, schon frühembryonal letal; denn wir kennen solche Patienten nicht, können aber aus den lokalen Veränderungen bereits auf die Schwere der potentiellen Schäden schließen.

In der hypothetischen Zunahme somatischer Genmutationen kann wieder, wie bei den Chromosomenanomalien, eine Ursache für die Häufung von malignen und auch gutartigen Tumoren im Alter und für Altersveränderungen in Form von Degenerationen, Atrophien usw. gesehen werden.

Von solchen somatischen Mutationen ist eine Vererbung nicht anzunehmen, da sie mit sehr großer Wahrscheinlichkeit die Keimbahn nicht mit betreffen. Während man also z. B. beim RECKLINGHAUSEN-Syndrom mit 50% Wahrscheinlichkeit damit rechnen muß, daß Kinder eines Merkmalsträgers ebenfalls eine Neurofibromatose aufweisen, handelt es sich bei Patienten mit nur sektorialen Erscheinungen immer um sporadische Fälle mit ausschließlich normalen Kindern. Das gleiche gilt natürlich grundsätzlich auch für die anderen angeführten Beispiele wie Tumoren und die Naevi, wobei aber immer noch das

Problem einer erblichen Neigung zu bestimmten somatischen Genom- oder Genmutationen besteht und in keiner Weise geklärt werden konnte.

2.3.6.2. Somatische Mutationen

Eine große Bedeutung haben die theoretischen Erwägungen über somatische Mutationen im Zusammenhang mit Fragen der Kanzerogenese und speziell mit dem Retinoblastom. Diese gliöse Wucherung in das Augeninnere besteht bei einem Teil der Fälle bereits bei Geburt oder entwickelt sich innerhalb der ersten Lebensjahre. Es handelt sich um einen bösartigen, rasch wachsenden und auch metastasierenden Tumor, der ohne Behandlung schnell zum Tode und bei Therapie zumindest zum Verlust des Sehvermögens bzw. des Auges führt. In etwa 1/3 der Fälle erblinden die Kinder also sehr zeitig, da das Leiden beidseitig auftritt. In dieser Form zeigt das Retinoblastom einen autosomal dominanten Erbgang; es liegt somit Erblichkeit eines malignen Tumors vor. Daraus lassen sich ungünstige Risikoziffern ableiten, sowohl für Kinder von Merkmalsträgern als auch von normalen Sippenangehörigen, und in vielen Fällen muß solchen Personen in Anbetracht der schlechten Prognose des Retinoblastoms überhaupt von eigenen Kindern abgeraten werden. Bei gesichertem einseitigen Auftreten des Tumors allerdings ist eine Erblichkeit nur in 15—20% der Fälle nachweisbar, wobei einseitiges und beidseitiges Retinoblastom innerhalb einer Sippe vorkommen können. Die restlichen 80—85% sind nicht familiär. und für einen großen Teil davon nimmt man als Ursache eine somatische Mutation an. Damit verbessert sich die Erbprognose sehr erheblich. Erweist sich nämlich die Familienanamnese als stumm, so sind Kinder von Merkmalsträgern empirisch nur noch mit einer Wahrscheinlichkeit von 6—7% gegenüber 40% bei beidseitigem Retino-

blastom oder familiären Fällen gefährdet. Sie sinkt noch
weiter mit jedem Kind, das sich bei Erreichen des 7. Lebensjahres als normal erweist. Da zwischen erblichem und
nicht erblichem bzw. zwischen einseitigem und beidseitigem Typ klinisch keinerlei Unterschied besteht, kann
also die Verifizierung einer somatischen Mutation beim
Retinoblastom den einzigen erbprognostischen Hinweis
geben.

2.3.6.3. *Mutationen im Reparatursystem des Menschen —*
Xeroderma pigmentosum

Nicht alle prämutativen Schäden der DNS bleiben erhalten und manifestieren sich als Mutationen, da sie z. T.
Reparaturvorgängen unterliegen. Bei Bakterien erfolgt
die Reparatur nach dem heutigen Stand unseres Wissens
im wesentlichen auf dem Wege der Photoreaktivierung,
der Rekombinations- und der Exzisionsreparatur. Bei
höheren Organismen läßt sich ein der Exzisionsreparatur
analoger Mechanismus nachweisen. Er läuft licht-
unabhängig in folgenden Schritten ab (Abb. 32):

a) Auffinden einer Schadstelle und Einschnitte unmittelbar daneben (Inzision).

b) Ausschneiden (Exzision) eines Oligonukleotids, das
die Schadstelle und einige weitere Nukleotide enthält.

c) Lokale DNS-Synthese, wobei der komplementäre
Strang als Matrize dient.

d) Verknüpfung des neu synthetisierten DNS-Stückes
mit dem ursprünglichen Strang

Die Exzisionsreparatur beseitigt im wesentlichen UV-
induzierte, aber auch durch bifunktionell alkylierende
Agenzien sowie Mitomycin C und salpetrige Säure hervor-
gerufene DNS-Schäden.

Der Mensch ist durch das Sonnenlicht ununterbrochen
der Einwirkung von UV-Strahlen ausgesetzt. Wieviele
Schäden an der DNS, vor allem in der Haut lichtexpo-

nierter Körperpartien, entstehen, die offensichtlich sofort
wieder repariert werden, läßt sich an Fällen erkennen, in
denen ein Reparaturmechanismus ausfällt. Es handelt
sich hierbei um Patienten mit einem Krankheitsbild, das
sich natürlich vor allem an der Haut abspielt, dem Xeroderma pigmentosum. Es wird monomer autosomal rezessiv vererbt. In wenigen Familien kommt es auch bereits

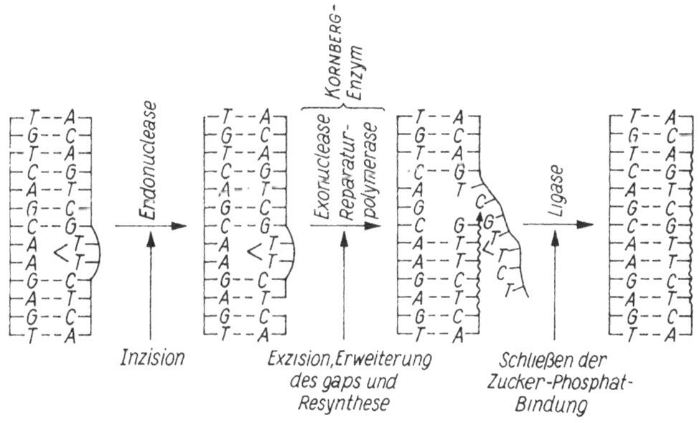

Abb. 32. Schema des vermuteten Ablaufs einer Exzisionsreparatur (nach
BÖHME 1972).

bei Heterozygoten zur phänotypischen Manifestation,
d. h. hier muß es der Definition nach als dominant erblich
angesehen werden. Die Tatsache der Monomerie läßt
auf den Defekt nur eines einzigen Enzyms schließen, und
zwar wird bei der Inzisionsreparatur der erste Schritt,
die durch die UV-spezifische Endonuklease bewirkte
Exzision, nicht ausgeführt. Phänotypisch treten bereits in den ersten Lebensjahren an lichtexponierten
Körperpartien Homozygoter rezidivierende Erytheme
auf, die zu Blasenbildungen, schließlich Atrophien und
degenerativen Veränderungen führen mit allen Sekundärerscheinungen auch an den Schleimhäuten. Noch im
Kindesalter kommt es dann zu Ulzerationen und zum

Auftreten multipler Karzinome, Basaliome usw. Der Tod tritt noch vor Erreichen des fortpflanzungsfähigen Alters ein. Aus dem Geschehen bei diesem Krankheitsbild geht hervor, daß die Reparaturmechanismen an der DNS nicht selten benötigte Sicherungsmaßnahmen der Zelle, sondern existentielle, lebensnotwendige Vorgänge darstellen. Auch bei Xeroderma pigmentosum besteht wieder ein Zusammenhang zwischen Mutationshäufigkeit und Neigung zur malignen Entartung, von dem man noch nicht entscheiden kann, ob durch die häufigen Mutationen eine große Wahrscheinlichkeit für die Entstehung direkt von Tumorzellen gegeben ist oder ob die Zellen nur anfällig gegenüber tumorinduzierenden Agenzien (Viren?) werden.

3.   Populationsgenetik

Eines der Grundprobleme der Humangenetik hat von jeher darin bestanden, zwischen genetisch bedingten, also erblichen und exogen, durch Umweltfaktoren im weitesten Sinne, verursachten Merkmalen zu unterscheiden bzw. die Beteiligung genetischer Faktoren am Zustandekommen und Verlauf von Krankheiten zu ermitteln. Damit im Zusammenhang steht die Frage nach der Ausbreitung genetisch bedingter Schäden im Laufe der Generationen. Es wurde bereits gezeigt (Kap. 2), wie die Häufigkeit eines mutierten Gens in einer Population nicht nur von der Art seiner Weitergabe von einer Generation auf die andere abhängt, sondern auch von der Vitalität, Fertilität und effektiven Fruchtbarkeit seiner Träger. Wenn es trotzdem Allele gibt, die die Vermehrungschancen ihrer Träger im Vergleich zu Normalpersonen einschränken und doch relativ häufig vorkommen, so liegt die Annahme von Umweltfaktoren als Ursache für diese Erscheinung nahe.

3.1.   Frequenz und Inzidenz

Die Häufigkeit eines Gens bzw. eines Merkmals kann man unter verschiedenen Gesichtspunkten sehen und bestimmen:

3.1.1.   Frequenz

Die Häufigkeit von Merkmalsträgern, bezogen auf die Anzahl der Individuen in einer Population, bezeichnet man als Frequenz. Eine Krankheit, die bei 5 von 100000 Individuen vorkommt, hat danach eine Frequenz von 5:100000 oder 1:20000. Die Häufigkeit eines Allels, bezogen auf die Gesamtzahl der Gene im gleichen Locus einer Population, bezeichnet man als Genfrequenz. Die Genfrequenz läßt sich für dominante Allele sehr leicht aus der Frequenz des Merkmals berechnen. 5 Merkmalsträger pro 100000 Individuen entspricht einem Verhältnis von 5 (dominante) : 200000, da jede der 100000 Personen zwei Gene in einem Locus besitzt. Die Genfrequenz beträgt also 5 : 200000 oder 1 : 40000 und damit für dominante Allele die Hälfte der Frequenz von Merkmalsträgern. Die Frequenz sagt jedoch wenig über das tatsächliche Auftreten eines Gens oder eines Merkmals in der Bevölkerung aus. Ein Allel z. B., dessen Träger mit Bestimmtheit innerhalb der ersten Lebensjahres sterben, wird, bezogen auf die Gesamtzahl der Individuen aller Lebensalter verhältnismäßig seltener sein, als ein Gen mit der gleichen Häufigkeit unter Neugeborenen, das die Lebenserwartung nicht einschränkt.

3.1.2.   Inzidenz

Für die Berechnung der Häufigkeit des Auftretens eines Gens und damit der Mutationshäufigkeit sollte deshalb die Inzidenz herangezogen werden.

Unter Inzidenz versteht man die Häufigkeit eines Gens bzw. entsprechender Merkmalsträger in einer bestimmten Altersklasse, und zwar speziell unter Neugeborenen, bezogen auf die Gesamtzahl der Gene oder Individuen in diesem Alter. Die Inzidenz liegt, im Vergleich zur Frequenz, um so höher, je niedriger die Lebenserwartung eines Merkmalsträgers ist; sie entspricht bei gleicher Lebenserwartung der Frequenz, und sie liegt unter dieser, wenn die Lebenserwartung die der Vergleichsgruppe übersteigt. Wie die Gen-Frequenz läßt sich die Gen-Inzidenz an Hand der Anzahl der Merkmalsträger unter Neugeborenen direkt nur bei dominanten Merkmalen feststellen.

3.2.   *Häufigkeit dominanter Allele*

Wirkt eine dominante Mutation letal, so verschwindet sie mit ihrem Träger sofort wieder aus der Population, d. h. die Häufigkeit der Merkmalsträger entspricht der des Auftretens der jeweiligen Mutation (Neumutation). Daraus läßt sich umgekehrt die Mutationsrate für bestimmte Gene beim Menschen ungefähr ablesen. Der gleiche Schluß auf die Mutationsrate ist auch bei anderen Merkmalen an Hand der Inzidenz von Neumutationen möglich, wenn nachgewiesen werden kann, daß es sich wirklich um solche handelt. Dieser Ausschluß einer Vererbung des Allels von der vorhergehenden Generation gestaltet sich auch bei dominanten Merkmalen häufig sehr schwierig. Andererseits besteht bei Letalmutationen das Problem der vollständigen Erfassung aller gewöhnlich früh sterbenden Merkmalsträger.

Für die Mutationsrate μ gelten folgende Gleichungen:

μ = Inzidenz des entsprechenden dominanten Letal-Allels
   = Inzidenz der Neumutationen
   = Inzidenz der Träger von Neumutationen : 2

Die auf diese Weise beim Menschen festgestellten Mutationsraten schwanken um den Wert 1×10^{-5} (s. Tab. 4).

Die Wahrscheinlichkeit von 1:100000 für die Mutation eines jeden Gens innerhalb der Keimbahn erscheint zunächst als sehr gering. Bezogen auf die Gesamtzahl aller menschlichen Gene, die man gegenwärtig auf mehrere hunderttausend bis eine Million schätzt, ergibt sich jedoch

Tabelle 4

Mutationsraten menschlicher Gene
(Auszug nach VOGEL 1970, aus BARTHELMES 1973)

Erbkrankheit	untersuchte Bevölkerung	Neumutatio-nen/1 Mill. Keimzellen	Autoren
Achondroplasie	Dänemark	10	MØRCH (1940), korrigiert durch SLATIS (1955)
	Nord-Irland	13	STEVENSON (1957)
Aniridie	Dänemark	2,9 − 5	MØLLENBACH (1947), korrigiert durch PENROSE (1956)
	USA (Michigan)	2,6	SHAW, FALLS and NEEL (1960)
Dystrophia myotonica	Nord-Irland	8	LYNAS (1957)
	Schweiz	16	KLEIN (1958)
Retinoblastom	England, Schweiz Deutschland USA (Michigan)	6 − 7	VOGEL (1957)
	Japan	8	MATSINAGA (1961)

ein erschreckendes Bild. Wenn wir von der uns bekannten Mutationsrate dominanter Gene auf alle Gene extrapolieren, bedeutet das, jeder Mensch gibt mehrere Neumutationen an die nächste Generation weiter. Diese Feststellung einer hohen genetischen Belastung der Durchschnittsbevölkerung und die Art und Weise, wie diese zu beurteilen ist, werden später unter einem anderen Gesichtspunkt noch weiter ausgeführt werden.

3.3. *Häufigkeit rezessiver Gene,*
das Hardy-Weinbergsche Gesetz

Auch für rezessive Gene gibt es eine Möglichkeit, Frequenz und Inzidenz in der Population festzustellen. Ausgegangen werden muß wieder von der Anzahl der Merkmalsträger. Nach einem Gesetz, das HARDY und WEINBERG 1908 unabhängig voneinander formulierten, bleibt das Verhältnis der Anzahl von Homozygoten und Heterozygoten für zwei Allele eines Locus in einer Population konstant, vorausgesetzt, es findet eine Panmixie statt, d. h. eine zufällige und willkürliche Kombination zwischen den Individuen. Dieses Verhältnis folgt der Formel:

$$p^2 + 2pq + q^2 = 1$$

wobei p^2 und q^2 die Anteile der Homozygoten und $2pq$ den der Heterozygoten bedeuten.

Bei Kenntnis von p und q in einer solchen Population kann man also die zahlenmäßige Zusammensetzung hinsichtlich der drei Genotypen errechnen. p und q sind die Anteile der beiden Allele an der Gesamtheit der Gene dieses Locus in der Population. Bei beispielsweise 10 000 Individuen, also 20 000 Allelen, sei das eine Allel A mit 5 000 und das andere a mit 15 000 beteiligt. Wichtig für die praktische Anwendung und das Verständnis des HARDY-WEINBERGschen Gesetzes ist, diese Zahlen als Anteile auszudrücken, also:

$$5\,000 = p = 1/4 \text{ (von } 20\,000) \text{ und } 15\,000 = b = 3/4,$$

denn wir haben es bei dem Gesetz nicht mit absoluten, sondern nur mit Verhältniszahlen zu tun. Damit wird $p + q$ in jedem Falle gleich 1. Haben wir nun eine solche Allelenverteilung, so wird das Verhältnis in unserer angenommenen Population folgendermaßen aussehen:

$p^2 = (1/4)^2 = 1/16$ Homozygote für das Allel A
$q^2 = (3/4)^2 = 9/16$ Homozygote für das Allel a
$2pq = 2/4 \times 3/4 = 3/16 \times 2 = 6/16$ Heterozygote Aa
___
$1/16 + 9/16 + 6/16 = 1$

Für unsere Population heißt das:

1/16 von 10000 =   625 Homozygote Typ A
9/16 von 10000 = 5625 Homozygote Typ a
6/16 von 10000 = 3750 Heterozygote Aa
                 ――――――
                 10000

Ein weiteres Beispiel für diese Verteilung haben wir bereits im zweiten MENDELschen Gesetz kennengelernt: Bei der Kreuzung zweier Heterozygoten Aa ergab sich in der Nachkommenschaft ein Aufspaltungsverhältnis 1 : 2 : 1. Nach dem HARDY-WEINBERGschen Gesetz kann man dieses Spaltungsverhältnis ausrechnen, indem man für p und q in der Elterngeneration jeweils 1/2 einsetzt, denn jedes der Individuen hat zu 50% das Allel A und zu 50% das Allel a. Bei Panmixie ergibt sich dann wieder

$$p^2 = 1/2^2 = 1/4$$
$$q^2 = 1/2^2 = 1/4$$
$$2pq = 2 \times 1/2 \times 1/2 = 1/2$$

Das bedeutet also ein Aufspaltungsverhältnis von

1/4 : 1/2 : 1/4 oder 1 : 2 : 1

Bei diesen Beispielen war das zahlenmäßige Verhältnis der beiden Allele in der Population bekannt, und wir haben daraus die Phänotypenverteilung abgeleitet. Da wir in der Genetik jedoch meistens vom Phänotyp ausgehen müssen, findet das HARDY-WEINBERGsche Gesetz überwiegend in der Umkehrung Anwendung, d. h., wir kennen den Anteil bestimmter Phänotypen oder eines Phänotyps in der Population und wollen daraus die Häufigkeit der anderen Typen bzw. die zahlenmäßigen Beziehungen der beiden Allele zueinander berechnen.

Handelt es sich um ein rezessives Merkmal, so kennen wir auf alle Fälle die Größe q^2, sofern wir die Frequenz der Homozygoten aa in der Bevölkerung wissen. Aus q^2 lassen sich alle anderen Werte errechnen:

In einer Population habe eine rezessive Krankheit die Frequenz
$1:10000$. Dieser Wert wird in die Formel $p^2 + 2pq + q^2$ eingesetzt: q^2, der Anteil der Homozygoten, ist also $1/10000$. Daraus
ergibt sich für q der Wert $1/100$, und da $p + q = 1$ ist, für p $99/100$.
Dieser Wert, wieder in die ursprüngliche Formel eingesetzt, ergibt für die homozygot Normalen (AA) $p^2 = (99/100)^2$ und für die
Heterozygoten $2pq = 2 \times 1/100 \times 99/100$ und damit folgende Verteilung:

Homozygote AA	$9\,801/10\,000$
Homozygote aa	$1/10\,000$
Heterozygote Aa	$198/10\,000$
	1

Mit Hilfe dieses HARDY-WEINBERGschen Gesetzes ist es
also möglich, an Hand nur einer einzigen Größe die Allel-
Zusammensetzung einer Population zu überschauen.
Wichtig ist diese Feststellung vor allem im Hinblick auf
die Heterozygotenfrequenz für schädigende rezessive Gene.
Beim Auftreten eines Merkmalsträgers mit einem rezessiven Krankheitsbild hängt die Erbprognose in der betroffenen Familie vor allem von der Erkennung von Heterozygoten ab (Kap. 4). Dazu wird die Durchführung von
Heterozygotentests angestrebt. Um überhaupt aber erst
einmal das Risiko einschätzen zu können, mit dem in solchen Familien ein für das entsprechende Leiden heterozygoter Partner einheiratet, ist die Kenntnis der Heterozygotenfrequenz der entsprechenden Population von großer Wichtigkeit, die nach dem HARDY-WEINBERGschen
Gesetz berechnet werden kann. Es ergeben sich dabei
Werte, die zunächst überraschen. In dem obigen Beispiel hatte ein rezessiv erbliches Leiden mit einer Frequenz von $1:10000$ eine Heterozygotenfrequenz von
$198:10000$, also fast $1:50$. Das bedeutet, in der Bevölkerung ist jeder 50. heterozygoter Träger eines entsprechenden Allels (die Phenylketonurie erreicht in
Mitteleuropa ungefähr diese Frequenz). Beim Menschen
sind aber bisher mehrere hundert solcher Leiden bereits
bekannt. Daraus läßt sich ableiten, daß jede Normalperson

Träger von durchschnittlich 3—4 oder noch mehr Allelen ist, die bei Homozygotie zu einer schweren Schädigung führen.

Ähnliche Schlußfolgerungen ergaben sich schon im Zusammenhang mit der Ermittlung der Mutationsrate bei der Feststellung, daß jeder Mensch mehrere Neumutationen auf die nächste Generation weitergibt, ohne Einschränkung, ob es sich um rezessive, X-chromosomale, dominante bzw. solche Gene handelt, die nur in Verbindung mit anderen oder phänotypisch gar nicht wirksam werden.

3.4.   *Genetische Bürde und Eugenik*

Durch das Wissen um die hohe genetische Belastung der Normalbevölkerung und jedes ganz normalen Menschen werden alle die Maßnahmen und Theorien ad absurdum geführt, die in der Vergangenheit und auch in der Gegenwart aus eugenischen Gründen eine Vermehrung genetisch besonders „hochwertiger" Menschen auf Kosten genetisch „belasteter" befürworten. In der Zeit des Nationalsozialismus wurden entsprechende Maßnahmen praktiziert, indem man vorgab, aus genetischen Gründen manche Menschen sterilisieren zu müssen und auf der anderen Seite Kinder von Menschen anstrebte, die dem damaligen Idealbild besonders entsprachen. In der Gegenwart tauchen solche Ideen immer wieder im Zusammenhang mit der Heteroinsemination auf. Seitdem man Sperma so kältekonservieren kann, daß man es in sogenannten Spermabanken aufzuheben und je nach Bedarf zur Befruchtung zu verwenden vermag, haben Futurologen und auch Genetiker westlicher Länder in Erwägung gezogen und zum Teil sogar gefordert, daß im Interesse einer Verbesserung des Erbgutes der Menschheit in den nächsten Generationen Männer generell auf eigene Kinder verzichten sollten und anstatt dessen besonders ausgesuchte Spender von Sperma zu den genetischen und

biologischen Vätern ihrer Kinder gemacht werden sollen.
Solche Ideen vertraten teilweise profilierte Wissenschaft-
ler, wie z. B. 1963 auf einem Ciba-Symposium MULLER,
ein Nobelpreisträger und berühmter Genetiker. Abgesehen
von der juristischen und moralischen Seite, die hier nicht
besprochen werden soll, sind diese Überlegungen nach
dem oben Gesagten vom genetischen Standpunkt aus gar
nicht haltbar, da jeder normale Mensch potentieller
Träger mehrerer schädlicher Gene bzw. Neumutationen
ist. Derartige Forderungen scheitern bereits an der Unauf-
findbarkeit geeigneter Spender. Aus der Tierzüchtung ist
dafür ein ganz berühmtes Beispiel bekannt. Vor etwa
40 Jahren tauchten in den großen Rinderzuchten vor
allem Nordeuropas plötzlich Kälber auf mit dem Merkmal „amputated", d. h. Tiere mit sehr stark verkürzten
Beinen, die nicht lebensfähig waren. Nach genaueren Nach-
forschungen erwiesen sie sich alle als Nachkommen eines
wegen seiner positiven Merkmale berühmten und sehr
gesuchten Zuchtstieres. Dieses Tier war wegen seiner
scheinbar idealen genetischen Konstitution zum Stamm-
vater tausender von Rindern geworden, ohne daß man
um sein so entscheidendes und homozygot letales Gen
wußte. Genau dieselbe Situation besteht beim Menschen.
Aus den Berechnungen ergibt sich, daß jeder Mensch
solche Gene besitzt und daß es wahrscheinlich sehr bald
zu Verwandtschaften unter den Nachkommen solcher
„Elite"-Männer käme, da sie sicher eine große Anzahl von
Kindern hätten, aber als Vater unbekannt blieben.
Von diesem Standpunkt aus ist die genetische Belastung
nicht größer als bei Personen aus Familien mit einem bekannten genetischen Defekt, abgesehen natürlich von
schweren dominant erblichen Schäden, die jedoch außerordentlich selten auftreten. Bei solchen Familien ist nur
auf Grund einer ungünstigen Kombination zweier gleicher
Allele das entsprechende Merkmal phänotypisch manifest
geworden.

Wenn also diese Anwendung und diese Zielsetzung einer
heterologen Insemination gegenstandslos ist und ab-

gelehnt werden muß, so ist doch die Diskussion über die heterologe Insemination auch bei uns generell noch nicht vollkommen abgeschlossen, und zwar für die Fälle, in denen mit großer Wahrscheinlichkeit oder mit hohem Risiko ein Vater ein geschädigtes Kind zeugt. Ein Mann habe z. B. eine balancierte Chromosomentranslokation 21/21 (s. Kap. 2). Diese Translokation läßt sich eindeutig nachweisen. Der Mann kann nur Kinder mit Down-Syndrom bekommen (Abb. 9). Von eigenen Kindern muß also auf Grund der Schwere des Syndroms auf alle Fälle abgeraten werden. Hier steht die Frage, ob ein solches Ehepaar auf eigene Kinder verzichten bzw. Adoption oder Heteroinsemination anstreben soll. Eine generelle Anordnung für solche Fälle gibt es in der DDR noch nicht; die Frage wird unterschiedlich beantwortet von einzelnen Fachleuten und wird immer individuell zu lösen sein in Abhängigkeit von der ganz speziellen Lage der Eheleute, deren Einstellung usw. Genauso, wie es vom genetischen Standpunkt aus weitgehend unmöglich ist, Menschen festzulegen, die sich aus eugenischen Gründen zur Erzeugung einer „hochwertigen" Nachkommenschaft besonders eignen, genauso groß ist die Unsicherheit auf der anderen Seite, da, wo man meint, bestimmte Gruppen von der Fortpflanzung ausschließen zu müssen.

Wir haben bereits festgestellt, daß es bestimmte Risiko-Personen gibt. Heterozygote Partner z. B., die beide das gleiche schädigende Gen besitzen, etwa für Phenylketonurie, oder die eben erwähnten Personen mit einer Chromosomentranslokation·oder Mitglieder von Sippen mit schweren dominant erblichen Leiden, die erst vom dritten Dezennium an erkennbar werden und die Fertilität nicht beeinträchtigen, wie die Chorea HUNTINGTON, der Erb-Veitstanz. Er beginnt meistens nach dem 30. Lebensjahr mit hyperkinetischen Bewegungsstörungen, Gang- und Sprachstörungen und endet in wenigen Jahren mit vollkommenem geistigen und körperlichen Verfall. Vor Auftreten der ersten klinischen Symptome läßt sich dieses Leiden nicht feststellen. Während des größten Teiles der fortpflanzungsfähigen Periode eines Sohnes oder einer Tochter eines Merkmalsträgers kann man nur ein Risiko von 50% einschätzen, ob das entsprechende Allel weitervererbt worden ist. Damit besteht in entsprechenden Sippen für alle Verwandten 1. Grades eines Merkmalsträgers ein Risiko von 25%, geschädigte Kinder zu haben.

Bei solchen Risikopersonen wird man natürlich in der Frage eigener Kinder große Vorsicht walten lassen müssen; sei es in Form zusätzlicher Untersuchungen, wie pränatale Diagnostik, Heterozygoten-Nachweis, oder indem man letzten Endes überhaupt abraten muß. Es sei jedoch betont, daß solch ein Rat nie im Interesse der Erhaltung eines möglichst optimalen Erbgutes der Population oder der Menschheit gegeben wird, sondern einzig und allein zur Verhütung der Tragödien, die mit der Geburt und dem Aufwachsen solcher Patienten in den entsprechenden Familien verbunden sind. Jeder, der solche Leiden und Familien kennt, weiß um die tiefe menschliche Problematik und um die Furcht vor der Geburt neuer Merkmalsträger und darum, wie sehr ein Verzicht auf eigene Kinder im Interesse der Betroffenen selbst liegt.

Das alles hat nichts mit den Maßnahmen zu tun, die aus eugenischen oder pseudoeugenischen Motiven heraus ganze Bevölkerungsgruppen, Rassen usw. von der Fortpflanzung ausschließen sollen. Die Nationalsozialisten haben es auf verschiedene Weise versucht: Physische Liquidierung, Sterilisierung, Eheverbote usw. In neuerer Zeit haben sich die Methoden verfeinert: Auf dem bereits erwähnten Ciba-Symposium z. B. wurde in Erwägung gezogen, ob man nicht generell den Nahrungsmitteln ein Antikonzeptivum beimischen und nur bestimmten Leuten ein Gegenmittel verabreichen solle, die dann für die Fortpflanzung zuständig seien. Daß solche Gedanken wiederum von einem Nobelpreisträger kamen, zeigt, wie ernst man sich immerhin mit ihnen auseinanderzusetzen hat. Wiederum nur vom fachlich-genetischen Standpunkt aus betrachtet, scheitert solch eine Maßnahme ebenfalls an Möglichkeiten der Erkennung von Personen, die von einer Fortpflanzung ausgeschaltet werden müssen.

Wenn es keine Menschen gibt, die frei sind von genetischen Schäden, gibt es dann solche, die genetisch mehr belastet sind als andere und deren ungezügelte Fortpflanzung eine Gefahr für die Menschheit bedeuten würde?

In diesem Zusammenhang werden häufig die Debilen angeführt, die gewöhnlich sehr heiratsfreudig seien, sorglos Kinder in die Welt setzten, die ebenfalls wieder debil sind, und sich auf diese Weise auf Kosten der Intelligenten ausbreiteten. Dieses Problem ist sehr vielschichtig insofern, als der Intelligenzgrad und die Begabung weitgehend von Milieufaktoren mitbestimmt werden. Aber wir kennen auch sehr viele genetische, vor allem Stoffwechseldefekte, die sich primär am Zentralnervensystem auswirken und zu einer Intelligenzminderung verschiedenen Grades führen. Und da es sich besonders in den letzten Jahrzehnten mit einer zunehmend freien Partnerwahl hinsichtlich der Intelligenz verhält wie bei der Taubheit oder dem Größenwachstum, daß zunehmend Partner mit dem gleichen Intelligenzniveau heiraten, kann man auch hier mit einer Selektion von die Intelligenz im negativen Sinne beeinflussenden Genen rechnen. Die Gruppe der Debilen ist noch heute in einem kaum überschaubaren Maße heterogen, und die Ätiologie ist sehr mannigfaltig.

In unserem Zusammenhang müssen wir alle die Fälle ausschließen, die exogen bedingt, also nicht genetisch verursacht sind. In diese umfangreiche Gruppe gehören Patienten mit pränataler, perinataler oder postnataler Hirnschädigung auf entzündlicher, toxischer oder traumatischer Grundlage wie z. B. Postenzephalitiden, Schädigungen auf Grund einer Blutgruppen-(Rh-)-Unverträglichkeit und die schwer milieugeschädigten Kinder. Dieser Personenkreis stellt in dieser Form keine genetische Risikogruppe dar, die Gefahr für deren Kinder besteht lediglich sekundär darin, daß sie bedingt durch

den Geisteszustand der Eltern unter verschlechterten
Umweltbedingungen aufwachsen. Hier Hilfe zu schaffen,
ist jedoch eine soziale Aufgabe, die nicht durch
administrativen Ausschluß entsprechender Personen von
der Fortpflanzung gelöst werden kann. Für den Genetiker und Populationsgenetiker wichtig sind aber
alle die Schwachsinnsformen, die genetisch bedingt oder
mitbedingt sind. Dabei besteht das eingangs erwähnte
Problem der Unterscheidung zwischen rein exogen bedingten, multifaktoriell und monogen verursachten Krankheitsbildern, da sich scharfe Grenzen oft nicht ziehen
lassen. Das gilt vor allem für die Einschätzung der polygen
bedingten Schwachsinnsformen. Bei Polygenie spielt jedoch meistens eine Umweltkomponente eine Rolle, über
die die Schwere eines Leidens zu beeinflussen ist. Solche
Krankheitsbilder sind also nicht von vornherein hoff-
nungslos, und nicht umsonst besteht in der DDR und
anderen modernen Staaten ein gut organisiertes und
nach wissenschaftlichen Gesichtspunkten aufgebautes
System von Heimen und Sonderschulen, in denen für
solche Patienten eine Bildungsfähigkeit erreicht werden
kann. Übrig bleiben die im engeren Sinne erblichen, also
monogen bedingten Leiden. Solche Schwachsinnsformen
sind bis auf ganz wenige Ausnahmen mit körperlichen
Schäden kombiniert und führen dabei meistens zu herabgesetzter Fruchtbarkeit bzw. zur Sterilität. Sie beruhen
in vielen Fällen auf erblichen Stoffwechseldefekten, für sie
gilt also hinsichtlich der Therapiemöglichkeiten und der
populationsgenetischen Einschätzung das, was über rezessive Merkmale allgemein zu sagen ist: Eine Heilung,
zumindest eines Teiles, ist in absehbarer Zeit zu erwarten,
und eine Ausbreitung auf Kosten der Normalbevölkerung
muß nicht befürchtet werden.

Wie steht es nun mit der Ausbreitung schädigender
Gene ganz allgemein in einer Bevölkerung? Stimmt es,
daß die Fortschritte der Therapie in jüngster Zeit eine
begünstigende Rolle spielen, indem sie Personen noch
eine Fortpflanzung ermöglichen, die früher auf Grund

ihres Erbleidens schon vor dem fortpflanzungsfähigen Alter verstorben wären? Nach dem HARDY-WEINBERG-schen Gesetz bleibt das Verhältnis von Homozygoten und Heterozygoten für zwei Allele eines Locus in einer Population konstant, vorausgesetzt, es liegen Panmixie und gleichhohe Lebenschancen aller Genotypen vor:

Vergrößert sich die Population, so bleibt das Verhältnis erhalten, es sei denn, eine dieser Gruppen erweist sich hinsichtlich ihrer Vermehrungschancen den anderen gegenüber als a) überlegen oder b) unterlegen oder c) das zugrunde liegende Verhältnis der Allele untereinander $(q + p = 1)$ verändert sich. Alle drei Erscheinungen spielen in der menschlichen Population tatsächlich eine Rolle:

3.4.1. *Gleichgewicht zwischen Selektion und Neumutation*

Die Genfrequenz in einer Population spiegelt ein Gleichgewicht wider zwischen einer Selektion nachteiliger Gene durch Letalität bzw. geringe effektive Fruchtbarkeit ihrer Träger und Zufluß solcher Allele durch Neumutation. Eine Gefahr für die Menschheit durch Erhöhung der Frequenz nachteiliger Gene muß dann befürchtet werden, wenn sich das Gleichgewicht durch eine ihrer Komponenten in Form einer abgeschwächten Selektion oder einer erhöhten Neumutationsrate verändert. In diesem Zusammenhang werden von Laien, aber auch von manchen Fachleuten, immer wieder die selektionsmindernde Wirkung der Therapie und überhaupt des zivilisatorisch-sozialen Fortschrittes auf der einen und die zunehmende Umweltbelastung auf der anderen Seite genannt.

Es ergab sich bereits im Abschnitt 3.2., daß bis jetzt keine Zunahme induzierter Genmutationen durch Chemikalien oder Strahlen in der Nachkommenschaft von entsprechend belasteten Personen nachweisbar ist. Auch Populationen, die in vergangenen Jahrhunderten einer überdurchschnittlich hohen natürlichen Strahlungsdosis ausgesetzt waren (z. B. in Regionen, in denen radioaktives Erz vorkommt), zeigen in dieser Hinsicht keine Abweichungen. Ähnlich liegen die Verhältnisse hinsichtlich der Chromosomenmutationen. Es lassen sich zwar in Blut und verschiedenen Geweben exponierter Personen regelmäßig Chromosomenanomalien nachweisen. Ebenso hohe oder noch höhere Aberrationsraten sind aber gelegentlich auch bei Stämmen zu finden, die abgeschlossen von jeder Zivilisation leben. Es sei in diesem Zusammenhang daran erinnert, daß das dritte wichtige mutagene Agens, die Viren, schon immer zur Umwelt des Menschen gehört hat.

Droht also von seiten der Umwelt keine nachweisliche akute Gefahr für die genetische Belastung der Menschheit, so steht jedoch außer Zweifel, daß jedes erfolgreiche Bemühen um das Leben und Wohlergehen eines Erbkranken eine Verschiebung der Balance zwischen Zufluß entsprechender Gene durch Neumutationen und Abfluß durch Selektion mit sich bringt. Abgesehen von der ethischen Notwendigkeit jeder Therapie, die außer Zweifel steht und deshalb hier nicht diskutiert werden muß, gibt es jedoch genetische Gesichtspunkte, die auch hier jeden Pessimismus unangebracht erscheinen lassen:

a) Die Klassifikation einer Mutation als schädlich kann nicht immer absolut gesehen werden. In Abhängigkeit von veränderten Umweltbedingungen kann ein an sich negativ wirksames Gen für seine Träger Vorteile bringen, wie z. B. das Sichelzellgen, das heterozygot eine erhöhte Malariaresistenz verleiht (s. S. 92).

b) Die Auswirkung der Selektion durch Letalität der Anlagenträger darf nicht überbewertet werden. Einer wirksamen Therapie zugängig und deshalb in diesem Zusammenhang wichtig sind gegenwärtig vorwiegend die rezessiv vererbten Enzymopathien bzw. Stoffwechselkrankheiten. Erreicht gegenwärtig eine solche Krankheit die relativ hohe Frequenz von 1 : 10000, so läßt sich für homozygot Kranke : Heterozygote : homozygot Normale nach dem HARDY-WEINBERGschen Gesetz ein Verhältnis von $1 : 198 : 9801$ errechnen. Ohne wirksame Therapie wird das entsprechende Allel von 198 gesunden Heterozygoten weitervererbt, mit Therapie zusätzlich noch über einen Homozygoten. Es leuchtet auf den ersten Blick bereits ein, daß letzterer im Vergleich zu den Heterozygoten kaum ins Gewicht fällt. Errechnet man die tatsächliche Zunahme eines solchen Allels unter Beachtung der Neumutationen, so ergibt sich bei der angegebenen Inzidenz eine Verdopplung der Genfrequenz innerhalb von etwa 600 Jahren, wenn die Homozygoten die gleiche Vermehrungsrate erreichen wie die Heterozygoten.

c) Erfüllt eine Therapie diese Voraussetzung, d. h., weisen homozygote Anlagenträger die gleiche effektive Fruchtbarkeit wie homozygot Normale auf, so haben das Allel und die Störung ihren Schrecken verloren. Man kann dann nicht mehr von „Belastung" sprechen.

Eugenische Bedenken gegen eine Therapie lassen sich also aus den angegebenen Gründen aus genetischer Sicht kaum halten.

3.4.2. *Erbleiden mit relativ hoher Frequenz*

Auf Grund von Heterogenie, multipler Allelie sowie der Erscheinung des Polymorphismus lösen sich die meisten, zunächst klinisch und z. T. auch biochemisch noch als einheitlich imponierenden monogen bedingten Krankheitsbilder bei genauer genetischer Analyse in einzelne, sippenspezifische Defekte auf (s. *2.3.4.*). Familien mit einer phänotypisch gleichen genetischen Störung stimmen also nur vollkommen in der zugrunde liegenden Mutation überein, wenn sie sich von einem gemeinsamen Vorfahren ableiten. In diesem Sinne ist jeder genetisch bedingte Defekt außerordentlich selten. Ausnahmen bestehen nur, wenn eine betroffene Sippe innerhalb einer Population eine hohe Frequenz erreicht, etwa in einem Isolat oder nach Neubesiedlung eines Gebietes durch wenige Ausgangsfamilien (FOUNDER-Effekt, s. Beispiel der Porphyria variagata, *2.3.4.3.*). Der phänotypisch-klinischen Sicht entziehen sich diese Differenzen innerhalb eines Krankheitsbildes zunächst weitgehend, so daß Störungen genetisch unterschiedlichen Charakters als einheitliche Defekte gelten, wobei die inter- und intrafamiliäre Variabilität der Merkmalsausbildung bzw. eine variable Expressivität durchaus bekannt sind.

Defekte, wie der G6PD-Mangel, erreichen auf Grund eines Selektionsvorteils entsprechender Anlagenträger eine höhere Frequenz.

Spricht man von relativ häufigen genetischen Defekten, so betrifft das solche, die — gemessen an der erwähnten Seltenheit — in einer Population eine Frequenz von 1 : 1 000 und darüber erreichen. Bei solchen Krankheitsbildern besteht entweder die eben beschriebene Heterogenität, eine Polygenie bzw. unvollständige Dominanz, ein Heterozygotenvorteil oder regional eine erhöhte Konsanguinitätsrate.

3.5. *Genetisch bedingte Defekte und Umweltfaktoren — Zwillingsforschung*

An einen der unter *3.4.2.* genannten Punkte muß immer gedacht werden, wenn eine auffallende Häufigkeit eines Erbleidens vorliegt.

Die Anzahl der bisher beim Menschen bekannten monogen bedingten Krankheitsbilder und Mißbildungen liegt bei ca. 1 500. Etwa 130 davon beruhen auf der Mutation X-chromosomaler Gene, reichlich 700 werden autosomal dominant und etwas weniger als 700 autosomal rezessiv vererbt. Der Anteil von Erbkrankheiten im weiteren Sinne an der Gesamtmorbidität der Bevölkerung läßt sich nur schwer einschätzen, da ja, wie wir gesehen haben, die Grenzen von Erbleiden über genetisch beeinflußte Krankheitsbilder zu rein exogen bedingten Erkrankungen fließend sind. Für Mitteleuropa wird angegeben, daß etwa 4—5% aller Kinder mit einem genetisch bedingten Defekt geboren werden und daß fast 50% der Todesfälle im Kindesalter auf solchen Defekten beruhen. Aber auch hier liegen keine exakten Zahlen vor, da ja keine scharfen Grenzen zum Normalen existieren und viele Defekte im Kindesalter noch gar nicht nachweisbar sind. Bei einer Person z. B., die mit 60 Jahren einen Altersdiabetes bekommt, kann man nur schwer entscheiden, ob sie vorher als Normalperson zu gelten hat, die später nur an Diabetes erkrankt ist, und von welchem Stadium ab sie als krank zu gelten hat. Letzten Endes geht auch diese Frage wieder zurück auf das Problem genetisch bedingt oder nicht bzw. der Abschätzung des Zusammenspiels von genetischen und Umweltfaktoren. Es gibt dafür sehr viele Beispiele. Die Tuberkulose etwa ist eine Infektionskrankheit, deren Erreger und Pathogenese sehr genau bekannt sind. Nicht jeder, der dem Erreger ausgesetzt ist, bekommt jedoch eine Tuberkulose. Es läßt sich eine familiäre Häufung und damit eine Disposition feststellen. Diese Disposition kann genetisch bedingt sein, etwa durch eine erbliche Insuffizienz bei der Bildung zellständiger Antikörper, sie kann aber auch auf schlechten äußeren Lebensbedingungen beruhen. Das gleiche gilt für die Anfälligkeit gegenüber anderern Infektionskrankheiten. Sehr aktuell wird dieses Problem beim Krebs. Es gibt zweifellos sogenannte Krebsfamilien, und es gibt genetisch bedingte Defekte, die zu Krebs oder Leukämie disponieren. Dazu gehören alle die Syndrome, die mit einem Antikörpermangel einhergehen. Und schließlich wird die Situation da noch komplizierter, wo es sich nicht um rein körperliche Merkmale handelt, um Intelligenz z. B. oder Begabung, Talent usw.

Eine Klarheit in dieser Frage ist nur zu erlangen, wenn man sorgfältig Umweltbedingungen von genetischen Faktoren trennt, eine bei der Komplexität des Geschehens kaum lösbare Aufgabe. Es bietet sich allerdings ein Weg an, der schließlich in der Genetik eine große Bedeutung erlangt hat, nämlich der Vergleich vollkommen erbgleicher Personen. Alle Differenzen, die sich bei solchen

Personen dann herausstellen, müssen umweltbedingt sein, für sie können genetische Ursachen ausgeschlossen werden. Als einander vollkommen erbgleich sind beim Menschen nur eineiige Zwillinge anzusehen. Als Vergleichsgruppe bei solchen Untersuchungen werden zweieiige Zwillinge herangezogen, die sich hinsichtlich ihres Genbestandes wie Geschwister verhalten, diesen gegenüber jedoch den Vorteil der Gleichaltrigkeit haben. Zeigen eineiige Zwillinge eine gleiche Merkmalsausbildung, so nennt man das konkordant; differieren die Merkmale, spricht man von diskordant. Aus dem Verhältnis der Anzahl konkordanter Zwillingspaare zu diskordanten ergibt sich die Konkordanzrate, aus der man bis zu einem gewissen Grade die Beteiligung genetischer Faktoren am Zustandekommen des Merkmals ablesen kann. Sie wird um so größer sein, je stärker der Einfluß genetischer Faktoren ist, und muß bei eineiigen Zwillingen für mendelnde, d. h. monogen bedingte Merkmale den Wert 1 erreichen, d. h. für diese Merkmale müssen alle eineiigen Zwillinge konkordant sein. Zweieiige Zwillinge werden unter diesen Bedingungen nur eine Konkordanzrate von 1:4 (rezessiv) oder 1:2 (dominant) haben. Die Wahrscheinlichkeit für eine Konkordanz wird bei beiden Zwillingstypen abnehmen, wenn viele Gene beteiligt sind, und zwar bei zweieiigen Zwillingspaaren schneller als bei eineiigen. Sie wird sich bei beiden verringern, da wir wissen, daß bei polygen bedingten Merkmalen auch Umweltfaktoren eine Rolle spielen, und sie wird sich bei zweieiigen Zwillingen zusätzlich noch verringern, da bei erbungleichen Geschwistern die Wahrscheinlichkeit einer zur Merkmalsausbildung führenden Genkombination mit steigender Zahl der beteiligten Loci schnell abnimmt, d. h. die Erwartungszahlen bei Geschwistern für polygene Merkmale sind geringer als die für mendelnde. Auf diese Weise kann man aus dem Verhältnis der Konkordanzraten bei ein- und zweieiigen Zwillingen nicht nur Schlüsse dahingehend ziehen, ob ein Merkmal genetisch- oder umweltbedingt ist, sondern auch auf den Grad der Beteiligung von Umweltfaktoren und genetisch bedingten Faktoren am Zustandekommen eines multifaktoriell bedingten Merkmals. Ein Verhältnis der beiden Konkordanzraten von 4:1 und niedriger läßt auf ein monomer genetisch bedingtes Merkmal schließen. Bei polygenen Merkmalen liegt der Wert über 4:1. Zu beachten ist dabei, daß eine sehr hohe Konkordanzrate für beide Zwillingstypen eher für intrauterin exogene als für genetische Ursachen spricht, da die intrauterin weitgehend gleichen Umweltfaktoren auch bei zweieiigen Zwillingen zu gleicher Merkmalsausbildung führen. Das gilt z. B. für Virusembryopathien oder teratogen bedingte Störungen.

4. Die genetische Familienberatung

4.1. *Aufgaben der genetischen Familienberatung*

Fassen wir die Ergebnisse der Kapitel 2 und 3 über Mutationen und populationsgenetische Fragen im Hinblick auf die genetische Belastung der Menschheit zusammen, so ergibt sich aus beiden Gesichtspunkten heraus kein stichhaltiger Grund zur Besorgnis für die Zukunft. Nach dem HARDY-WEINBERGschen Gesetz wird der Anteil mutierter Gene in einer Population nicht entscheidend größer, auch bei stark verbesserter Therapie und in Zukunft erhöhter effektiver Fruchtbarkeit von Patienten mit genetisch bedingten Leiden. Nach den Ergebnissen aus der Mutationsforschung, läßt sich als mutationssteigernd beim Menschen nur das Lebensalter nachweisen. Da mit zunehmender Zivilisation der Anteil relativ alter Eltern merklich abnimmt, kann man eher mit einem Rückgang der Anzahl von Neumutationen rechnen.

Trotzdem wird gegenwärtig in den Ländern Europas, auch Mitteleuropas, fast jedes 20. Kind mit beeinträchtigenden genetisch bedingten Defekten geboren, die etwa 45% aller Todesfälle im Kindesalter verursachen.

Die Erbkrankheiten stellen also schon das wichtigste
Problem der modernen Humangenetik dar, aber nicht so
sehr in statistisch-eugenischer und in die Zukunft reichender, sondern in sehr aktueller und humanistischer
Sicht. Da wir einem Erbleiden nicht wie einer Krankheit
im üblichen Sinne mit Ursache, einem Verlauf — beides
mehr oder weniger beeinflußbar — und einem Ende
gegenüberstehen, sondern Erbleiden bereits mit oder
noch vor der Befruchtung, zum großen Teil intrauterin
unbeeinflußbar verlaufen und dann einen schwer oder
gar nicht korrigierbaren Endzustand darstellen, liegen
die gegenwärtig wichtigsten Aufgaben der medizinischen
Genetik in der Prophylaxe, d. h. Schaffung aller Möglichkeiten und Chancen für die Geburt normaler Kinder,
auch in gefährdeten Familien und der Auffindung solcher Familien.

Eine Familienberatung hat dabei den Sinn, das Risiko
für die Geburt geschädigter Kinder möglichst genau einzuschätzen und den Eltern auf der einen Seite die Angst
zu nehmen, ein geschädigtes Kind zu bekommen, und auf
der anderen Seite bei hohem Risiko von Kindern abzuraten bzw. Maßnahmen einzuleiten, die doch noch die
Geburt eines normalen Kindes wahrscheinlich machen.

Sehen wir einmal von der Diagnose ab, die entweder
bereits feststeht oder sich noch aus genetischen Gesichtspunkten heraus ergibt, so steht am Anfang immer die
Familienanamnese.

4.2.   Die Familienanamnese

Für die Familienanamnese ist auch für den nicht speziell genetisch arbeitenden Arzt, der als Haus- oder
Spezialarzt als erster mit den Patienten und Problemen
konfrontiert wird, die Anfertigung eines übersichtlichen
und genauen Stammbaumes von Wichtigkeit. In Anbetracht solcher besprochenen Erscheinungen, wie variable
Expressivität, verminderte Penetranz, Heterogenie usw.,
ergibt sich dabei die Notwendigkeit, bereits bei diesen

Erhebungen in jeder Familie individuell vorzugehen, möglichst viele, auch als „normal" geltende Verwandte eines Probanden zum Ausschluß merkmalsfreier Anlagenträger und subklinischer bzw. Mikrosymptome zu erfassen und zu untersuchen und schließlich in jedem Fall alle verfügbaren Daten einzubeziehen. Zur Vermeidung von Fehlern sollten wichtige Sippenmitglieder selbst in Augenschein genommen werden.

Ein Stammbaum muß nach Möglichkeit auch physiologische Merkmale enthalten, von denen ein monogener Erbgang bekannt ist, wie Blut- und Serumgruppen.

Es gibt für das Anlegen eines Stammbaumes bestimmte Regeln und Symbole, die im Interesse der Übersichtlichkeit und der Vergleichbarkeit angewandt werden sollten:

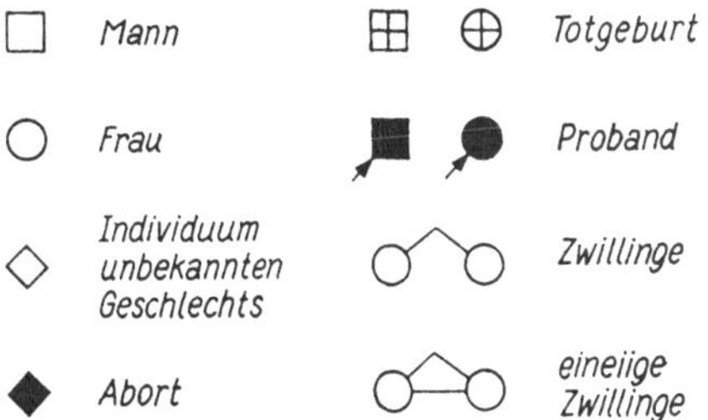

Zur Kennzeichnung einer Ehe sind die Symbole der Partner durch einen waagerechten Strich zu verbinden:

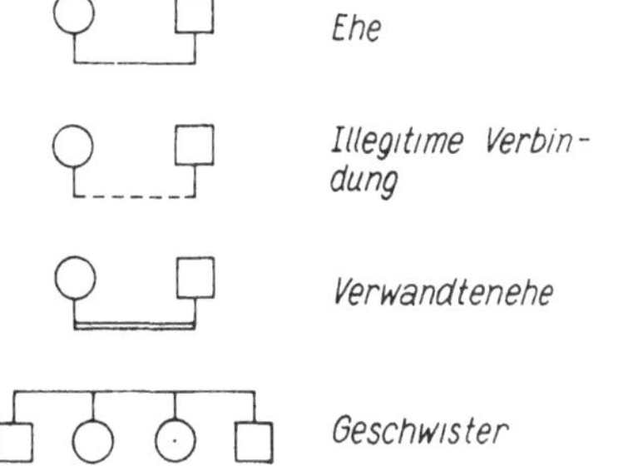

Jede aufgeführte Geschwisterschaft muß vollständig und nach der Geburtenfolge von links nach rechts eingetragen werden. Fehlen entsprechende Informationen, sollte das gekennzeichnet werden. Tot- und Fehlgeburten können von besonderer Wichtigkeit sein, dürfen also nicht vergessen werden. Aus dem Stammbaum muß auch hervorgehen, ob eingetragene Personen verheiratet sind und Kinder haben.

Weitere wichtige Eintragungen:

Geburts- und Sterbedaten bzw. Alter:

☐ 1905 / 1941   ○ 40 J.

Bei verstorbenen Sippenmitgliedern sollte jeweils die Todesursache so genau wie möglich ermittelt werden.

Untersucht oder nicht untersucht: ○ᵥ ☐

Merkmalsträger bzw. Vorhandensein mehrerer Symptome:

■   ◪

Konduktorin: ⊙

Die einzelnen Generationen werden in der Regel von der älteren beginnend mit römischen Zahlen und Personen einer Generation mit arabischen Zahlen bezeichnet (Abb. 33).

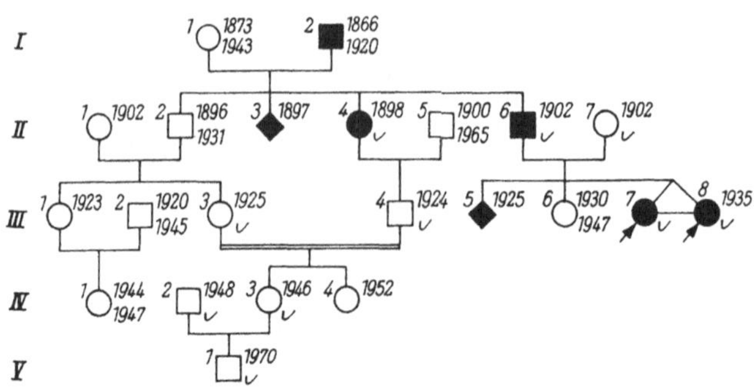

Abb. 33. Beispiel eines Stammbaumes

Ein auf diese Weise exakt angelegter und verläßlicher Stammbaum läßt folgende Schlußfolgerungen zu:

a) Er kann eine gestellte Diagnose bestätigen oder wieder in Frage stellen, oder er kann überhaupt erst eine endgültige Diagnose ermöglichen.

Wird z. B. bei einer dreißigjährigen Frau auf Grund gewisser Frühsymptome eine Chorea HUNTINGTON, ein Erbveitstanz, diagnostiziert und ergibt sich, daß keiner ihrer Eltern oder anderen direkten Vorfahren trotz Überschreitens des Manifestationsalters die Krankheit aufwies, so müssen aus dieser Sicht heraus erhebliche Zweifel an der Diagnose angemeldet werden; denn die Chorea ist autosomal dominant erblich, und bisher konnten nur sehr selten Neumutationen nachgewiesen werden. Bei anderen dominanten Leiden, z. B. dem v. RECKLINGHAUSEN-Syndrom oder auch beim MARFAN-Syndrom spricht eine stumme Familienanamnese weniger gegen die Diagnose, da hier häufiger sporadische oder neu in einer Sippe auftretende Fälle beobachtet werden.

b) Ein Stammbaum kann bei feststehender Diagnose Aufschluß über den jeweils vorliegenden genetischen Typ eines Syndroms geben.

Viele Krankheitsbilder vererben sich interfamiliär unterschiedlich, d. h. sie zeigen in der einen Sippe einen autosomal dominanten und in der anderen einen rezessiven Erbgang. Diese Erscheinung kann verschiedene Gründe haben. So kann z. B. Heterogenie vorliegen, indem ein klinisches Bild, etwa eine Anämie, durch sehr unterschiedliche Loci und damit auch auf unterschiedlichem biochemischen Wege verursacht wird. Andererseits kann multiple Allelie eines Genortes bestehen. Die Mutation hat einmal zu einem dominant und ein andermal zu einem rezessiv wirksamen Allel geführt, wobei sich jedoch beide phänotypisch in qualitativ den gleichen Symptomen manifestieren, indem z. B. das gleiche primäre Genprodukt von der Mutation betroffen ist. Grundsätzlich verläuft in solchen Fällen der rezessiv erbliche Typ bei gleicher Symptomatik meistens wesentlich

schwerer als der dominant erbliche. Während das autosomal rezessive Xeroderma pigmentosum bereits während
des Kindesalters zum Tode führt, manifestiert sich das
dominante erst in dieser Zeit und hindert seine Träger im
Prinzip nicht an der Fortpflanzung.

c) Die Klärung von Punkt a) und b) führt zur Diagnose
bereits umrissener und bekannter Syndrome oder Mißbildungen und zur Feststellung des Erbganges.

Ein Stammbaum muß auch informieren über Expressi-
vitäts- und Penetranzschwankungen in jedem individuel-
len Falle bzw. jeder Familie. Wichtig sind in diesem Zusammenhang bei dominanten Leiden alle merkmalsfreien
Überträger und bei allen Erbgängen potentielle Genträger. Die Existenz merkmalsfreier Überträger weist
auf variable Expressivität hin und bedingt auch ein gewisses Risiko für die Nachkommen klinisch normaler
Sippenangehöriger. In diesen Fällen sollte immer nach
Mikrosymptomen gesucht werden. Bei einer Sippe, in der
ein schwerer erblicher Defekt besteht oder plötzlich auftritt, wird die Problematik selten nur auf das unmittelbar
ratsuchende Ehepaar oder die entsprechende Person beschränkt bleiben. Oft ergibt sich das bereits aus der Be-
ratungssituation. Aus einem Stammbaum wird auf jeden
Fall ersichtlich, für die Kinder welcher Personen noch ein
erhöhtes Risiko besteht. Ergab sich z. B. als Ursache des
Down-Syndroms eine D/G-Translokation bei Mutter und
Kind, so müssen die normalen Geschwister des Kindes
wie auch der Mutter und weitere Verwandte der mütterlichen Linie ebenfalls als potentielle Translokationsträger
angesehen werden. Es wird hierbei im Ermessen des
Familienberaters liegen, in Abhängigkeit von der indi-
viduellen Situation in der Sippe und vom Erbgang bzw.
von der Prognose des Krankheitsbildes von sich aus
aufklärend zu wirken. Bei Defekten, die sehr schwer
sind oder bei denen Möglichkeiten einer gezielten Prophylaxe bestehen, etwa in Form einer pränatalen Diagnostik usw., sollte aber unbedingt darauf hingewiesen
werden.

d) Ein individueller Stammbaum kann nach allem, was gesagt wurde, keine Auskunft geben, ob das vorliegende Krankheitsbild genetisch oder umweltbedingt ist. Er muß jedoch die besonderen familiären Situationen widerspiegeln, die die generellen Risikoziffern verändern können. Als solche kommen z. B. Verwandtenehen in Betracht.

4.3.　　Das Problem der Verwandtenehen

Als verwandt und in diesem Sinne bedeutungsvoll müssen alle Personen angesehen werden, deren Abstammung sich von einem gemeinsamen Vorfahren ableiten läßt. Dieser Vorfahr ist häufig nicht direkt zu ermitteln, man kann aber indirekt oft an Hand einer Herkunft aus dem gleichen geographischen Gebiet oder anderen Indizes auf ihn schließen. Verwandtenehen erhöhen das Risiko vor allem bei autosomal rezessiven oder polygen bedingten Leiden. Dieses erhöhte Risiko besteht damit nicht nur für Kinder aus Vetter-Base-Ehen, sondern — allerdings in geringerem Maße — auch aus Ehen zwischen Verwandten wesentlich höheren Grades. Dieser Gesichtspunkt spielt vor allem in Isolaten eine Rolle, in denen ja immer eine hohe Anzahl von Verwandtenehen innerhalb der Population vorliegt (Konsanguinitätsrate). Aus der zunehmenden stärkeren Auflösung von Isolaten in der Gegenwart ist eine gewisse Senkung der Inzidenz von rezessiv oder polygen bedingten Leiden zu erwarten, was allerdings nicht verwechselt werden darf mit einer Senkung der genetischen Belastung der Menschheit. Im großen Maßstab gesehen ist damit nicht eine Senkung der absoluten Häufigkeit entsprechender Gene verbunden. Sie werden nur durch die stärkere Vermischung in einer größeren Population seltener manifest.

Bei der Erhebung von Stammbäumen sollte deshalb vor allem auf mögliche Verwandtenehen geachtet werden, wenn die Sippe aus einem Isolat stammt. Isolate können geographischer, religiöser, ethnischer oder sozialer Natur sein. In unserem Gebiet spielen höchstens noch Auswirkungen einer geographischen Isolation eine Rolle. Bestimmte, jahrhundertelang von den Verkehrsstraßen abgeschnittene Erzgebirgsdörfer z. B. haben noch eine recht hohe Kosanguinitätsrate, und man kann teilweise erbliche Anomalien in einer beachtlichen Frequenz finden. Die PELGER-Anomalie etwa, eine klinisch harmlose Hyposegmentation der Granulozyten mit autosomal dominanter Vererbung, kommt in einem Erzgebirgsort mit einer Frequenz von 1:100 vor (STOBBE u. Mitarb. 1968), während sie allgemein sehr selten (1:1000 bis 1:8000) auftritt. In anderen Ländern bestehen z. T. noch sehr strenge religiöse Isolate. Zu den Satzungen mancher Sekten gehört geradezu das Verbot einer Heirat Andersgläubiger. Deshalb gibt es Erbkrankheiten, die in bestimmten Religionsgemeinschaften besonders häufig auftreten. Es hat auch Zeiten gegeben, im alten Ägypten z. B., in denen man aus Gründen einer unbewußten Selektion und aus sozialen Motiven solch eine Isolierung geradezu angestrebt hat. Um positive oder als positiv empfundene Eigenschaften in der Sippe zu halten, heirateten beispielsweise die Angehörigen von Königsfamilien immer wieder untereinander — auch unter Billigung von Geschwisterehen.

Grundsätzlich muß von Verwandtenehen nicht abgeraten werden, wenn sich in der Aszendenz bis hin zu dem gemeinsamen Vorfahren kein Defekt findet, der das Risiko wesentlich vergrößern könnte. In entsprechenden Fällen sollte deshalb besonders auf derartige Störungen, vor allem wenn sie autosomal rezessiv vererbt werden, geachtet werden.

4.4. Klinisch-genetische Diagnostik

4.4.1. Suche nach Mikro- und Teilsymptomen

Die aus einem Stammbaum gezogenen Schlußfolgerungen werden sich in den meisten Fällen in der Einleitung weiterer klinisch-genetisch diagnostischer Maßnahmen niederschlagen.

Handelt es sich um ein dominantes Leiden, so wird man in Anbetracht der vielfach variablen Expressivität häufig nach Mikro- oder Teilsymptomen bei Normalpersonen suchen müssen. Da dominante Leiden meist auf dem Defekt von Strukturproteinen beruhen, stehen dabei morphologische Untersuchungen im Vordergrund, die sich jeweils nach der Symptomatik des betreffenden Syndroms oder der Mißbildung richten müssen. Daraus geht hervor, daß hier sowohl der klinische Genetiker, zu dessen Spezialwissen die Mikrosymptomatik einzelner Erbkrankheiten gehört, als auch der Spezialist, der das Krankheitsbild selbst ganz genau kennt, zu Rate gezogen werden muß. Beim MARFAN-Syndrom z. B. ergibt sich aus der ihm eigenen variablen Expressivität aus genetischen Gesichtspunkten, daß Mikrosymptome sowohl im Bereich des Bindegewebes bzw. des Skelettsystems als auch und damit zusammenhängend am Auge zu erwarten sind. Der Orthopäde und der Ophthalmologe werden dann entscheiden, mit welchen röntgenologischen oder ophthalmologischen Methoden noch ganz spezifisch zu erwartende Symptome gesucht werden müssen. Das MELKERSSON-ROSENTHAL-Syndrom z. B. kommt familiär gehäuft vor, es läßt sich auch deutlich eine genetische Komponente erkennen, der Erbgang ist jedoch sehr schwer zu bestimmen, da nur selten das Vollbild des Syndroms auftritt. Man kann von einem unregelmäßig dominanten Erbgang sprechen, wahrscheinlich auf multifaktorieller Grundlage, wenn man nur die Teilsymptome betrachtet. Diese können innerhalb einer Familie ganz

unterschiedlich auftreten. Besteht nun nur eine Lingua
plicata, so wird die betreffende Person als gesund angesehen werden, da dieser Zustand ja keinerlei Belastung
mit sich bringt. Im genetischen Sinne und für die Familien-
prognose muß aber ein solches Teilsymptom sehr ernst
genommen werden, weil es auf einen Anlagenträger hinweist.

4.4.2.   *Heterozygotentest*

Im gewissen Sinne Mikrosymptome sind auch die
paraklinisch feststellbaren Merkmale bei Heterozygoten
für eine autosomal rezessive oder eine X-chromosomale
Mutation. Heterozygotennachweise fallen in den Aufgaben-
bereich des Biochemikers, wenn es sich bei den entsprechenden Krankheiten um stoffwechselbedingte, enzymatische Störungen handelt. Eine verminderte Enzymaktivität läßt sich bei den meisten der genauer untersuchten
Stoffwechselkrankheiten im heterozygoten Zustand nachweisen. Das gelingt entweder durch direkte enzymatische
Bestimmungen, durch Messung einer durch den Stoffwechselblock angesammelten Vorstufe, teilweise nach Belastung, oder an Hand des Mangels eines entsprechenden
Kataboliten. Jede der Krankheiten erfordert dabei eine
eigene hochempfindliche und spezifische Methode und
ganz besonders technische Voraussetzungen. Die Schwierigkeit besteht dabei darin, daß ein für Heterozygotentests
zuständiges Laboratorium theoretisch über eine ständig
sich noch erweiternde und zu vervollkommnende Palette
von etwa 100 Spezialmethoden verfügen müßte. Die
direkten und indirekten Werte für die Enzymaktivität
überschneiden sich oft mit denen bei Normalpersonen.
Außerdem erhöht sich die Unsicherheit durch die oft
große Streubreite dieser Normalwerte. Es genügt deshalb
bei vielen Stoffwechselstörungen nicht nur eine Methode
für den Heterozygotennachweis, wodurch sich der Aufwand noch vergrößert. Andererseits handelt es sich wie bei
allen monogen bedingten Leiden um äußerst seltene

Krankheitsbilder. In einem Land von der Größe der DDR z. B. sind die meisten von ihnen noch nie diagnostiziert worden, und die Wahrscheinlichkeit für ihr Auftreten ist gering. Selbst das FÖLLING-Syndrom, auf das alle Neugeborenen in einem Screeningtest in der DDR untersucht werden, tritt nur bei etwa 20 dieser Kinder pro Jahr auf. Das bedeutet in zehn Jahren nur 200 Fälle bzw. Familien. Der technische Aufwand für einen Heterozygotentest kommt also innerhalb von 10 Jahren nur höchstens 200mal zum Einsatz, dann allerdings bei meistens mehreren Familienangehörigen.

Ein großer Teil der Stoffwechselkrankheiten, bei denen gegenwärtig ein solcher Nachweis möglich ist, ist in der Tabelle 5 aufgeführt.

Für die Durchführung der Heterozygotentests sind folgende Gesichtspunkte von Wichtigkeit:

a) Sichere Aussage der durch die gewählte Methode erhaltenen Werte im Hinblick auf die Abgrenzung gegenüber Normalpersonen und homozygot Kranken.

b) Lokalisierung des Defektes im Organismus, d. h. unter Berücksichtigung des Vorkommens des betroffenen Enzyms entsprechende Auswahl des Untersuchungsmaterials. Nicht jedes Enzym läßt sich normalerweise in jeder Zelle oder in jedem Gewebe nachweisen. Das bei der Phenylketonurie fehlende Enzym Phenylalaninhydroxylase kommt meßbar nur in der Leber vor. Ein direkter enzymatischer Nachweis der Heterozygotie müßte also von einer Leberbiopsie ausgehen, ein Eingriff, den man den potentiell heterozygoten Normalpersonen einer betroffenen Familie bzw. deren Partnern kaum zumuten kann. Anders liegen die Verhältnisse dann, wenn auch leichter erreichbare Zellen, möglicherweise Erythrozyten oder Leukozyten, eventuell auch Hautfibroblasten, von dem Enzymdefekt betroffen werden. Bei Krankheitsbildern wie der Phenylketonurie jedoch muß man auf indirekte Nachweise ausweichen, indem man etwa im Serum eine Anreicherung von Stoffwechselprodukten kontrolliert, die durch den Block bedingt ist. Der Phenyl-

Tabelle 5

Heterozygoten-Nachweismöglichkeiten

Krankheitsbild	Heterozygoten-Manifestation bzw. Nachweismethode	Krankheits-wert	Häufigkeit bzw. Anzahl bisher beschriebener Fälle (ungefähr)
1. Abderhalden-Fanconi-Syndrom (Zystinose)	Nitroprussid-Natrium-Reaktion, Zystinkristalle in Leukozyten	+ +	Inz. 1:40000
2. Abetalipoproteinämie (Akanthozytose)	Elektrophorese: Lipoproteine im Plasma	+ +	35 Fälle
3. Afibrinogenämie (Faktor-I-Mangel)	Fibrinbestimmung im Plasma.	+	Frequ. 1:1 Mill.
4. Agammaglobulinämie, Typ Bruton[1]	Immunfluoreszenz: Zwei Lymphozyten-Typen	+ +	Inz. 1:500000 — 1 Mill.
5. Ahornsirup-Syndrom (Leuzinose)	mehrere biochemische Tests bekannt	+ + + / + +	1:10000 — 100000
6. Akatalasie	Katalase-Aktivitäts-Messung in Erythrozyten	+ / −	Inz. 1:25000
7. Albinismus oculi[1]	Augenhintergrundsveränderungen, durchscheinende Irides	+	Frequ. 1:20000 — 55000
8. Albinismus totalis	durchscheinende Irides	+	Frequ. 1:30000
9. Albinoidismus	durchscheinende Irides	+	Europa —
10. Alopecia areata	Alopecia diffusa (?)	±	selten
11. α-Antitrypsin-Mangel	Inhibitions-Kapazitäts-Messung im Serum, Immunodiffusion	+	Heterozygoten-Frequ. 2,1 — 4,7%
12. Amaurotische Idiotien (Gangliosidosen, Tay-Sachs-S. usw.)	Hexosaminidase-Best. u. a. Methoden, Metachromasie in kult. Fibroblasten	+ + + / + +	Inz. 1:6000 — 500000
13. Anämie, hypochrome, sideroachrestische[1]	mikrozytäre, hypochrome Erythrozytenpopulation	+ + + / +	ca. 65 Fälle

14. Andersen-Syndrom (Mukoviszidose)	Schweißelektrolyt-Bestimmung,	+ + + + +	Inz. 1 : 1 000 — 5 000
15. Argininbernsteinsäure-Syndrom	Argininbernsteinsäure-Ausscheidung, Argininsuccinase-Akt.-Messung in Erythrozyt. u. Fibroblasten	+ + +	25 Fälle
16. Behr-Syndrom (Opikus-Atrophie)	Ophthalmologische Mikrosymptome	+ +	40 Fälle
17. Bloom-Syndrom	Chromosomenbrüche (?)	+ +	40 Fälle
18. Chediak-Higashi-Syndrom	granuläre Einschlüsse in Leuko- und Lymphozyten	+ + +	50 Fälle
19. Chorioidea-Sklerose	Ophthalmologische Mikrosymptome	+ +	selten
20. Chorioideremie[1]	Fluoreszenz-Angiographie des Augenhintergrundes	+ +	selten
21. Citrullinurie	Citrullin-Bestimmung in Blut und Urin nach Eiweißbelastung	+ + +	wenige Fälle
22. Crigler-Najjar-Syndrom	Salicylglucuron-Bildung nach Belastung mit Na-Salicylat	+ + +	selten
23. Cystathioninurie	herabgesetzte Methionin-Toleranz	+	Frequ. 1 : 1800
24. Cystinurie	erhöhte Cystin- und Lysin-Ausscheidung	+	1 : 600 — 1 : 1 000
25. De Toni-Debré-Franconi-Syndrom	geringe Aminoazidurie	+ + +	> 50 Fälle in Europa
26. Diabetes insipidus renalis[1]	abgeschwächte Symptomatik	+ + +	200 Fälle
27. Dubin-Johnson-Syndrom (Hyperbilirubinämie II)	biochemische Mikrosymptome Anteil v. Coproporphyrin I an der Coproporphyrin-Ausscheidung	±	Inz. 1 : 1 300 — 3 000
28. Ektodermale Dysplasie, anhidrotische[1]	verminderte Schwitzfähigkeit, Zahnanomalien	±	300 Fälle
29. Enzephalopathie, nekrotisierende (Leigh-Syndrom)	Thiamin-Triamin-Triphosphat-Phosphoryltransferase hemmender Faktor im Urin	+ + +	seit 1951 100 Fälle

10*

Tab. 5 (Fortsetzung)

Krankheitsbild	Heterozygoten-Manifestation bzw. Nachweismethode	Krankheits-wert	Häufigkeit bzw. Anzahl bisher beschriebener Fälle (ungefähr)
30. Fabry-Syndrom (Angiokeratoma corporis diffusum universale)[1]	Ceramidhexosid-Bestimmung im Urin subklinische Hornhauttrübung u. a. Methoden	+ +	200 Fälle
31. Faktor-V-Mangel	verlängerte Prothrombin-Zeit	+	Frequ. 1:1 Mill.
32. Faktor-VII-Mangel	Einstufen-Prothrombin-Zeit, gering erhöhte Blutungsneigung	+ +	Frequ. 1:40000
33. Faktor-X-Mangel	Einstufen-Prothrombin-Zeit	+ +	Frequ. 1:1 Mill.
34. Faktor-XIII-Mangel	Löslichkeit von Fibringerinnseln in Monochloressigsäure	+	50 Fälle
35. Fanconi-Anämie	Chromosomenbrüche (?), Transformierbarkeit kultivierter Zellen	+ + +	150 Fälle
36. Farbenblindheit, partielle (Deuteranomalie)[1]	durch Farbunterscheidungsteste erkennbare Farbsehschwäche	—	6% der ♂♂
37. Farbenblindheit, totale (Tagblindheit)	Ophthalmologisch abgeschwächte Symptomatik, Farbsehschwäche	+	mehrere 100 Fälle
38. Fölling-Syndrom (Phenylketonurie)	Verhältnis von Phenylalanin- zu Tyrosin-Spiegel im Blut	+ + + (+)	Inz. 1:10000
39. Galaktosämie I (Galaktokinase-Mangel)	Erythrozyten-Galaktokinase-Best. subklinische Katarakt	+	Inz. 1:40000
40. Galaktosämie II (Galaktose-1-Phosphat-Uridyl-transferase-Mangel)	Uridyltransferase-Best. in Erythrozyten	+ + + + + + (+)	Inz. 1:35—70000

41. Gangliosidose, generalisierte (GM$_1$-, Landing-Syndrom)	β-Galaktosidase-Bestimmung in Körperflüssigkeit und Fibroblasten	$+++$	50 Fälle
42. Gaucher-Syndrom	Gaucher-Zellen, β-Glukosidase-Aktivität in Leukozyten	$+++$	200 Fälle
43. Glaukom, kongenitales	intraokuläre Druckerhöhung nach Provokation (Steroide)	$++$	Inz. 1:300000
44. Glaukom, primäres, adultes	intraokuläre Druckerhöhung nach Provokation	$+$	Inz. im 40. Lebensjahr 1:200—400
45. Glukose-Galaktose-Malabsorption	Glukose-Transport-Kapazität in Jejunum-Biopsien	$+++$ $(+)$	> 25 Fälle
46. Glukose-6-Phosphat-Dehydrogenase-Mangel	Nilblau-Sulfat-Färbung der Erythrozyten: zwei Populationen	$\pm$	in Mitteleuropa einzelne Familien
47. Glutathionreduktase-Mangel	Glutathion-Reduktase-Bestimmung, Heinz-Körper-Test der Erythrozyten u. a. Methoden	$\pm$	Frequ. 1:10000
48. Glykogenose-Typ I (v. Gierke-Syndrom)	Glykogengehalt der Thrombozyten	$++$	100 Fälle
49. Glykogenose-Typ II (Pompe-Syndrom)	α-1,4-Glukosidase-Bestimmung in Lymphozyten	$+++$	100 Fälle
50. Glykogenose Typ III (Forbes-Syndrom)	Amylo-1,6-Glukosidase-Bestimmung in Lymphozyten (?)	$+$	in Mitteleuropa selten
51. Glykogenose Typ V (McArdle-S.)	Muskelkrämpfe bei Anstrengung	$++$	selten
52. Glykogenose Typ VI (Hers-Syndrom)	Phosphorylase-Bestimmung in Leberbiopsien, Glukagon-Test	$\pm$	Frequ. 1:200000
53. Granulomatose, letale[1]	mit Nitroblau-Tetrazol-NADH-Nicotinamid-Adenin-Dinukleotid-negative Granulozyten-Population nachweisbar	$+++$	50 Fälle

Tab. 5 (Fortsetzung)

Krankheitsbild	Heterozygoten-Manifestation bzw. Nachweismethode	Krankheits-wert	Häufigkeit bzw. Anzahl bisher beschriebener Fälle (ungefähr)
54. Greenfield-Syndrom (infantile metachromatische Leukodystrophie)	Bestimmung des Arylsulfatase-A-Aktivität in Leukozyten und Fibroblasten	+++	Inz. 1:40−100 000
55. Hämophilie A[1]	Bestimmung des antihämophilen Globulins	++	Inz. 1:5 000 bei ♂♂
56. Hämophilie B[1]	Faktor-IX-Bestimmung im Serum	+	Inz. 1:25 000
57. Histidinämie	Histidase-Aktivität in der Haut	+	Frequ. 1:15 000
58. Homocystinurie	Bestimmung von Methionin und Homocystein im Urin nach Belastung	++ (+)	Frequ. 1:20 000−1 Mill.
59. Hydroxyprolinämie	Hydroxyprolin-Bestimmung im Urin und im Blut	±?	wenige Fälle
60. Hyperammonämie (Ornithinämie)[1]	leichte Hyperammonämie (?)	+++	wenige Fälle
61. Hyperglyzinämie	Propionat- und Glyzin-Bestimmung im Plasma	+++	wenige Fälle
62. Hyperlipoproteinämie I (Bürger-Grütz-Syndrom)	Lipoproteinase-Aktivität, Serum-Lipid-Bestimmung nach Belastung	+	50 Fälle
63. Hyperlysinämie	Lysinbestimmung in Blut und Urin nach Belastung	++	> 10 Fälle
64. Hyperostosis corticalis deformans juvenilis	röntgenologische Mikrosymptome	++	20 Fälle
65. Hyperostosis corticalis generalisata	röntgenologische Mikrosymptome	++	30 Fälle
66. Hyperprolinämie	Prolin-Bestimmung in Blut- und Urin	+	wenige Fälle

67. Hyperglykämie, essentielle	Glykogen-Synthetase-Aktivität in Leberbiopsien	+ (−)	wenige Fälle
68. Hypophosphatämie[1]	Serum-Phosphat-Bestimmung, röntgenologische Mikrosymptome	+	wenige Fälle
69. Hypophosphatasie	alkalische Phosphatase im Serum, Phosphoäthanolamin im Urin	+ + + +++	150 Fälle
70. Hypoprothrombinämie	Prothrombin-Zeit und -Spiegel im Blut	+	10 Familien
71. Hypothyreose durch ungenügende De-jodierung des Jodtyrosins	Ausscheidung markierten Dijod-thyroxins im Urin	+ +	wenige Fälle
72. Hypotrichosis congenita	verzögertes Wachstum der Sekundär-behaarung	+ +	wenige Fälle
73. Isoniazid-Inaktivierung, verlangsamte	INH-Spiegel im Blut nach Belastung	±	Frequ. 1:2
74. Jeune-Syndrom (asphyxierende Thoraxdystrophie)	röntgenologische Mikrosymptome	+ + +	50 Fälle
75. Kallmann-Syndrom (Olfakto-genitales Syndrom)	partielle oder totale Anosmie	+	nicht selten
76. Karnosinurie	Karnosin-Bestimmung im Urin	+ + + +	wenige Fälle
77. Kartagener-Syndrom	Mikro- und Teilsyndrome (?)	+	Frequ 1:40000
78. Katarakt, angeborene[1]	subklinische Linsenanomalien	+	60 Fälle
79. Knapp-Komprower-Syndrom	Xanthurensäure-Ausscheidung nach Tryptophan-Belastung	±	Frequ. 1:15000
80. Knorpel-Haar-Hypoplasie (Chondrodysplasia metaphysaria McKusick)	dünnes, helles Haar	+ +	wenige Fälle
81. Krabbe-Syndrom (Globoidzell-Leukodystrophie)	β-Galaktozerebrosidase-Bestimmung in Lymphozyten	+ + +	120 Fälle
82. Laurence-Moon-Biedl-Bardet-Syndrom	Mikro-oder Teilsymptome (Nieren-mißbildungen u. a.)	+ + +	Frequ. 1:160000

Tab. 5 (Fortsetzung)

Krankheitsbild	Heterozygoten-Manifestation bzw. Nachweismethode	Krankheits-wert	Häufigkeit bzw. Anzahl bisher beschriebener Fälle (ungefähr)
83. Lesch-Nyhan-Syndrom[1]	Einbau markierten Hypoxanthins in Fibroblasten, 8-Azoangin-Resistenz	+++ (+)	50 Fälle
84. Louis-Bar-Syndrom	Mikro- und Teilsymptome, Hypo-gammaglobulinämie, Anomalien der Augenmotorik	++	> 150 Fälle
85. Lowe-Syndrom[1]	punktförmige Linsen-Trübung	+++	> 50 Fälle
86. Makrokornea	gering vergrößerter Kornea-Durch-messer	+	selten
87. Methämoglobinämie, enzymopathische	Diaphorase-Bestimmung in Blutzellen	+	Frequ. 1:500000
88. Mukopolysaccharidose Typ I (Hurler-Syndrom)	metachromatische Einschlüsse in kultivierten Fibroblasten	+++	Frequ. 1:50−70000
89. Mukopolysaccharidose Typ II[1] (Hunter-Syndrom)	metachromatische Einschlüsse in einer Leukozyten-Population	++	Frequ. 1:600000
90. Mukopolysaccharidose Typ III (Sanfilippo-Syndrom)	metachromatische Einschlüsse wie Typ I	+++	> 60 Fälle
91. Mukopolysaccharidose Typ IV (Morquio-Syndrom)	metachromatische Einschlüsse wie Typ I	+++	> 120 Fälle
92. Mucopolysaccharidose Typ V (Scheie-Syndrom)	metachromatische Einschlüsse wie Typ I	++	Frequ. 1:500000
93. Mukopolysaccharidose Typ VI (Maroteaux-Lamy-Syndrom)	metachromatische Einschlüsse wie Typ I	++	wenige Fälle

94. Muskeldystrophie Typ Duchenne[1]	Serumenzym-Bestimmung, EMG-Befunde, Muskel-Histologie u. a. Methoden	+ + +	Inz. 1:3000
95. Myoklonusepilepsie	Mukopolysaccharidausscheidung	+ + +	70 Fälle
96. Myotonia congenita, rezessiv vererbte	Serum-Kreatinin-Phosphatase-Aktivität	+	Frequ. 1:500000
97. Nephrophthise Fanconi	vermindertes Urinkonzentrierungsvermögen	+ + +	100 Fälle
98. Niemann-Pick-Syndrom	Picksche Schaumzellen	+ + + + + +	100 Fälle
99. Norrie-Syndrom (Pseudogliom)[1]	Elektroretinographie (?)	+ + +	100 Fälle
100. Ophthalmoplegie[1]	Reflexanomalien	+	wenige Fälle
101. Orotazidurie	Orotidin-5′-Phosphat-Dekarboxylase- bzw. Orotidin-5′-Phosphat-Pyrophosphatase-Aktivität in Fibroblasten	+ + (±)	wenige Fälle
102. Pendred-Syndrom	Perchlorat-Test	+	Frequ 1:60—80000
103. Pentosurie	Xylose-Bestimmung im Urin nach Belastung	—	Frequ. 1:40—50000
104. Porphyria erythropoetica congenita (Günther)	Uroporphyrin-I- und Koproporphyrin-I-Bestimmung	+ +	60—100 Fälle
105. Pyle-Syndrom(metaphysäreDysplasie)	Hyperostosen der Schädelknochen	+	50 Fälle
106. Pyruvatkinase-Mangel	Pyruvatkinase-Aktivität in Erythrozyten	+ (—)	selten
107. Refsum-Syndrom	Phytansäure-Bestimmung im Serum	÷ + (+)	60 Fälle
108. Rettinitis pigmentosa[1]	Augenhintergrunds-Veränderungen	+	Frequ. 1:30000
109. Retinoschisis[1]	Mikrosymptome, Flecken um die Makula	+	mehrere 100 Fälle
110. Riley-Day-Syndrom	Vanilin-Mandelsäure-Ausscheidung im Urin	+ +	Ashkenasim, Inz. 1:20000
111. Rothmund-Thomson-Syndrom	Teilsymptome: Minderwuchs, Katarakt, ektodermale Dysplasie	+ +	80 Fälle

Tab. 5 (Fortsetzung)

Krankheitsbild	Heterozygoten-Manifestation bzw. Nachweismethode	Krankheitswert	Häufigkeit bzw. Anzahl bisher beschriebener Fälle (ungefähr)
112. Scholz-Syndrom (metachromatische Leukodystrophie)	Arylsulfatase-A-Bestimmung in Leukozyten	+++	150 Fälle
113. Stargardt-Syndrom (juvenile Makula-Degeneration)	funduskopische bzw. fluoreszenzangio- und elektroretinographische Augenhintergrundsveränderungen	++	selten
114. Succinylcholin-Überempfindlichkeit	Inhibitions-Bestimmung der Cholinesterase	±	Frequ. 1:20 — 300000
115. Tangier-Syndrom (Analphalipoproteinämie)	Bestimmung des Plasma-Liproprotein-spiegels	±	11 Familien
116. Taubheit bzw. Schwerhörigkeit, autosomal rezessiv vererbt	audiometrische Spezial-Methoden	+	Heterozygoten-Frequ. 1:6
117. Taubheit mit Störungen der Herzfunktion (Jervell-Lange-Nielsen-Syndrom)	vergrößertes QT-Intervall im EKG	++	Inz. 1:100000
118. Taubheit, sensoneurinale[1]	audiometrische Spezial-Methoden	+	1,5% der Fälle von Taubheit
119. Testikuläre Feminisierung	rarifizierte Achsel- und Schambehaarung	+	Frequ. 1:2 — 20000
120. Thalassämien	qualitative und quantitative Hämoglobinbestimmung	+++ +++	Mitteleuropa selten
121. Thrombasthenie, erbliche (Glanzmann-Syndrom)	modifizierter Retraktionstest	+ (—)	selten

122. Torsions-Dystonie, rezessiv erbliche	Störungen des Katecholamin-Stoffwechsels	+ + +	60 Fälle
123. Troisier-Hanot-Chaufard-Syndrom Riesenzell-Hepatitis, Hämochromatose	Serum-Eisen-Bestimmung, Leberbiopsie	+ + +	selten
124. Usher-Syndrom	ERG, audiometrische Spezialmethoden	+ +	Inz. 1:30 000
125. Weill-Marchesani-Syndrom	Teil- oder Mikrosymptome: Sphärophakie, Brachydaktylie	+ +	70 Fälle
126. Wilson-Syndrom	Syntheserate von Coeruloplasmin (^{46}Cu-Inkorporationsrate)	+ + + (+)	Frequ. 1:150—50 000
127. Wiskott-Aldrich-Syndrom[1]	veränderte Thrombozytenzahl und -funktion unter Adrenalin-Belastung	+ + +	100 Fälle
128. Wolman-Syndrom	Schaumzellen in Knochenmark und Leber-Biopsie, Bestimmung der sauren Lipase in kultivierten Fibroblasten	+ + +	> 10 Fälle
129. Xeroderma pigmentosum	Hyperpigmentierung, erhöhte Transformierbarkeit kultivierter Zellen	+ + +	selten
130. Zahnschmelz-Defekte (Amelogenesis imperfecta)[1]	senkrechte Streifung der Zähne	+	wenige Sippen
131. Zinsser-Engman-Cole-Syndrom (Dyskeratosis congenita)[1]	Pigmentanomalien	+ +	20 Fälle
132. Zwergwuchs durch isolierten Mangel an Wachstums-Hormonen	radioimmunologische Bestimmung des Wachstumshormons	± (−)	mehrere Sippen

? Nachweis unsicher	[1] Defekte mit X-chromsomaler Vererbung
+ + + sehr schwer	Inz. = Inzidenz: Häufigkeit unter Neugeborenen
+ + schwer	Frequ. = Frequenz: Häufigkeit in der Gesamtbevölkerung
+ mäßig schwer	
(+) (−) Krankheitswert nach Behandlung	
+ + + + } zwei im Krankheitswert unterschiedliche Typen	

alaninspiegel im Serum liegt bei der Phenylketonurie um
das Dreißigfache höher als bei Normalpersonen. Für
Heterozygote wäre theoretisch ein Mittelwert zu erwarten;
praktisch aber muß mit einer Kompensation auf der
Stoffwechselebene gerechnet werden, entweder durch Abbau über Nebenwege oder dadurch, daß unter normalen
Bedingungen in homozygoten Normalpersonen ein Über-
schuß des betreffenden Enzyms vorhanden ist und auch
geringere Mengen noch für das Funktionieren des entsprechenden Stoffwechselweges ausreichen.

Auf diese Weise liegt der Phenylalaninspiegel bei Heterozygoten im Durchschnitt nur um das $1^{1}/_{2}$fache höher
als bei Normalpersonen. In Anbetracht der großen Streubreite dieser Werte können im Einzelfall keine sicheren
Aussagen gemacht werden, deshalb wird man einen
Phenylalanin-Belastungstest durchführen. Durch perorale
Gaben wird bei Heterozygoten die vorhandene Enzymaktivität zunächst überfordert, der Spiegel im Blut steigt
schneller an als bei Normalpersonen und sinkt auch lang-
samer wieder ab. Bei anderen Stoffwechselkrankheiten
bestehen andere Schwierigkeiten, so daß die Methodik
immer genau den Eigenschaften des Defektes angepaßt
werden muß.

4.4.3.   Screening-Teste

Eine ebenso wichtige Forderung der präventiven Medizin wie der Heterozygoten-Nachweis stellen die Suchteste
dar. Bisher erweisen sich nur vergleichsweise wenige
genetische Defekte als einer zufriedenstellenden Therapie
zugänglich. Besteht jedoch eine solche Möglichkeit, so beschränkt sie sich gewöhnlich auf ganz bestimmte Anfangs-
phasen der Krankheit, in denen, wie vor allem bei den
Stoffwechseldefekten, der Basisdefekt noch nicht zu irreversiblen klinischen Schäden geführt hat.

Daraus ergeben sich für die erfolgreiche Ein- und

Durchführung eines solchen Tests folgende Bedingungen und auch Schwierigkeiten:

a) Er muß in der dazu optimalen Phase des Krankheitsverlaufes durchgeführt werden, d. h., wenn bereits mit genügender Sicherheit paraklinische Verschiebungen zu erfassen sind, jedoch noch keine irreversiblen Schäden existieren. Bei dem als sehr erfolgreichen Beispiel bekannten Screening auf PKU (s. KNAPP 1970) liegt dieser Zeitpunkt im frühen Säuglingsalter. Bei normal geborenen Säuglingen steigt innerhalb der ersten 24 Stunden nach der ersten Milchnahrung der Phenylalanin-Gehalt des Serums im Falle eines Merkmalsträgers bereits bis zu einer zur Unterscheidung von Normalpersonen notwendigen Höhe an.

b) Ein Screening in diesem Sinne erweist sich nur als zweckmäßig, wenn es zu Konsequenzen therapeutischer oder prophylaktischer Art führt. Es wird deshalb vor allem bei den häufigsten therapierbaren Stoffwechseldefekten angewandt: Phenylketonurie, Galaktosämie, Mukoviszidose.

c) Von einem Massenscreening sollte eine Population oder eine Risikogruppe möglichst vollständig erfaßt werden. Darin liegt ein Grund für die Durchführung des PKU-Screening bereits in den ersten Lebenstagen, in denen eine kontrollierte Abnahme von Testmaterial noch in der Entbindungsanstalt gewährleistet ist. Als Beispiel für Screening-Programme, die nur eine bestimmte Bevölkerungsgruppe mit einem erhöhten Risiko (High-Risk-Population) umfassen, seien die Untersuchungen auf Sichelzellanämie bei Personen afrikanischer Herkunft in Mischbevölkerungen oder auf TAY-SACHS-Syndrom bei Juden genannt.

d) Jedes positive Testergebnis muß vor der Einleitung weiterer Maßnahmen eine quantitative Untersuchung nach sich ziehen. Der Suchtest erfaßt nicht den Basisdefekt — etwa in Form des defekten Enzyms oder Struktureiweißes —, sondern sekundäre Stoffwechselverschiebungen bzw. Parameter wie den Phenylalaningehalt des

Blutes bei der Phenylketonurie, den Galaktose-Spiegel bei der Galaktosämie oder die Löslichkeit des Hämoglobins bei der Sichelzellanämie. Eine Erhöhung etwa des Phenylalaninspiegels bei Neugeborenen und damit ein falsch positives Ergebnis kann transitorisch auftreten infolge einer sogenannten „enzymatischen Unreife", oder sie kann auf einem anderen genetischen Defekt, der die gleiche Stoffwechselkette (Tyrosinstoffwechsel) oder das gleiche Gen (Hyperphenylalaninämie) betrifft, beruhen. Eine allein auf dem Ergebnis des Screening-Tests aufgebaute Therapie würde in solchen Fällen rasch zu Phenylalanin-Mangelerscheinungen führen (s. a. das Beispiel Methylmalonazidurie, Abschn. *2.3.4.4.*).

Ein alle diese Gesichtspunkte beachtendes Screening-Programm ist bisher nur für verhältnismäßig wenig Krankheiten in einigen Ländern zu verwirklichen gewesen. Es bedarf gewisser ökonomischer Voraussetzungen, deren Bilanz sich — wie bei vielen prophylaktischen Maßnahmen — nicht ohne weiteres absehen läßt. In vielen Fällen ergibt sich überhaupt erst durch ein schon funktionierendes Massenscreening die Häufigkeit eines Defektes in einer Population. Außerdem bedarf es eines großen organisatorischen Aufwandes, das umfangreiche Testmaterial so an die Untersuchungseinrichtung zu leiten, daß falsch negative Ergebnisse ausgeschlossen sicher sind. Deshalb muß eine Suchmethode sowohl in der Gewinnung des Materials, seines Transportes und in der Durchführung ein Optimum an Einfachheit, Zuverlässigkeit und Sparsamkeit gewährleisten. Als Beispiel hierfür sei wiederum das Phenylketonurie-Screening in Form des GUTHRY-Testes angeführt. Sein Prinzip besteht in der Kultivierung von *Bacillus subtilis* auf einem Agarnährboden unter Zusatz eines Phenylalanin-Antimetaboliten. Gibt man auf die Agarplatte das Eluat eines auf Spezialpapier eingetrockneten und so verschickbaren Blutes, so werden die Bakterien an dieser Stelle je besser wachsen, desto mehr Phenylalanin vorliegt.

Mit Hilfe eines solchen Tests können wenige technische

Kräfte in einem Untersuchungszentrum ein Gebiet von der Größe und der Bevölkerungszahl der DDR versorgen. Das Prinzip des GUTHRY-Tests sowie einer in neuerer Zeit entwickelten Suchtestmethode mit Hilfe der Dünnschichtchromatographie ermöglicht außerdem auch ein Screening auf andere Defekte wie Ahornsirupkrankheit, Homozystinurie und Galaktosämie.

Von der rechtzeitigen Ermittlung von Merkmalsträgern abgesehen, ist für Suchteste nach Heterozygoten für häufigere Anomalien bzw. auch in High-Risk-Populationen zukünftig zur prophylaktischen Vermeidung von Erbkrankheiten eine steigende Bedeutung zu erwarten. Vorläufig bestehen auf diesem Gebiet noch technisch-methodische Schwierigkeiten. Gelingt es jedoch, z. B. bei der Phenylketonurie — wie es beim TAY-SACHS-Syndrom schon durchgeführt wurde — auch breite Bevölkerungsgruppen auf Heterozygotie zu testen, so ergeben sich damit Voraussetzungen für die weitere Verminderung von Geburten Homozygoter.

4.5.   Die individuelle Beratung

4.5.1.   Einschätzung des Risikos — Therapie und Prognose

Durch die Suche nach Mikrosymptomen bzw. den Heterozygotentest lassen sich in vielen Fällen klinisch normale Genträger erkennen und damit die sich aus den jeweils vorliegenden Erbgängen ergebenden Risikoziffern ermitteln. Allgemein bezeichnet man ein Risiko für ein Kind, eine bestimmte Erbkrankheit zu bekommen, als gering bei einer Wahrscheinlichkeit von 1 : 100 und darunter und als hoch bei einer Wahrscheinlichkeit von 1 : 10 und darüber. Ob man zu Kindern raten oder davon abraten soll, hängt jedoch nicht allein vom Risiko, sondern vor allem von dem Krankheitswert des Leidens und von den Therapiemöglichkeiten, d. h. von der Prognose ab. Der Familienberater — und hier dürfte

wieder die Hilfe des Spezialisten des entsprechenden
Fachgebietes notwendig sein — muß also die in Rede
stehende Krankheit nach diesem Gesichtspunkt beurteilen können. Besteht ein Risiko von 1:10 für die Geburt eines Kindes mit Down-Syndrom, so wird man
nach dem heutigen Stand der Therapie, die das Krankheitsbild noch kaum beeinflussen kann, sicher von Kindern abraten.

Bei vielen Stoffwechselkrankheiten läßt sich jedoch
schon erfolgreich eine Therapie durchführen, wobei folgende Möglichkeiten gegeben sind:

a) Kompensation des Enzymmangels durch Gaben des
entsprechenden Enzyms oder einzelner seiner Komponenten (Coferment usw.)

Bei der perniciösen Anämie besteht ein genetisch bedingter Mangel des Intrinsic factor. Dadurch kann nur
ungenügend Vitamin B_{12} resorbiert werden, und der dadurch bedingte Mangel an Vitamin B_{12} verursacht die
klinischen Erscheinungen. Die Krankheitserscheinungen
lassen sich nun durch Gaben von Vitamin B_{12} parenteral
weitgehend beseitigen.

b) Entlastung des nicht funktionierenden Stoffwechselweges und der damit verbundenen Ansammlung schädlicher Zwischenprodukte durch entsprechende Diät. Bei
der Phenylketonurie können diesbezüglich sehr gute
Erfolge erzielt werden, wenn schon frühzeitig in den
ersten Lebenswochen, spätestens bis zum 3. Lebensjahr,
mit einer diätetischen Behandlung begonnen wird (Phenylalaninmangeldiät mit phenylalaninarmen industriell her-
gestellten Eiweißhydrolysaten). Bei rechtzeitiger sorg-
fältiger diätischer Einstellung des Kindes und ausreichender psychischer Betreuung lassen sich die Kinder
in ihrer geistigen Entwicklung nicht von gesunden
Kindern unterscheiden (Abb. 34).

c) Substitution wichtiger Stoffwechselendprodukte, an
denen infolge des Blockes ein Mangel entsteht.

Diese Therapie läßt sich erfolgreich bei einigen hormo-

nalen Defekten durchführen. Das adrenogenitale Syndrom
z. B. beruht auf einer Blockierung der Synthese von
Cortisol aus 17-Hydroxyprogesteron. Durch das Fehlen
des Cortisols kommt es zu einer Störung der hypothalamischen Regulation der Hypophysenfunktion, d. h. über
einen feed-back-Mechanismus und eine erhöhte Aus-

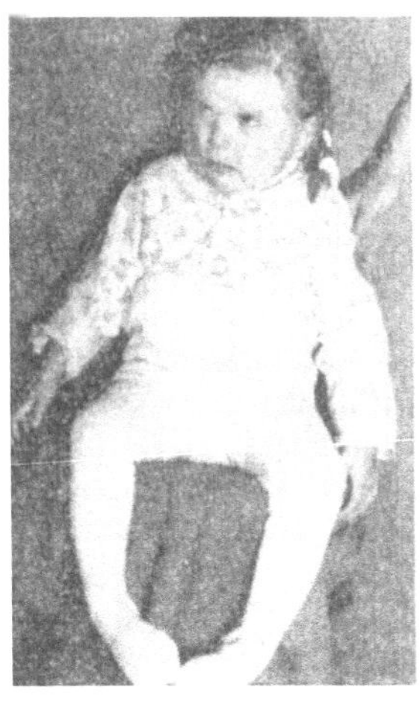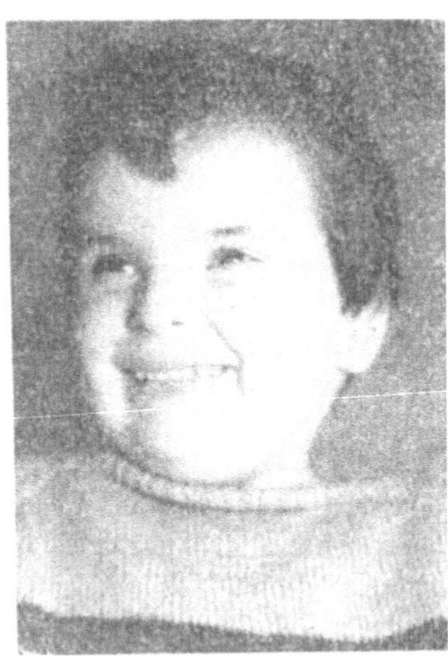

Abb. 34. Kinder mit Phenylketonurie.   links 2¹/₂ J., unbehandelt
rechts 4 J., rechtzeitig behandelt

scheidung von adrenocorticotropem Hormon wird die
Nebennierenfunktion gesteigert, und es kommt zur Überproduktion von Vorstufen und Derivaten des Cortisols,
die ihrerseits die klinischen Erscheinungen (Virilisierung,
Wachstumsbeschleunigung und vorzeitiger Wachstums-
stillstand, Hypertonie usw.) verursachen. Gibt man den
Patienten aber Cortisol bzw. Medikamente mit cortisolartiger Wirkung, stellt sich sofort das Gleichgewicht
wieder ein, und man erreicht bei rechtzeitiger Behandlung
auch eine klinische Normalisierung.

Für einige Fälle hohen Risikos und schlechter Krankheitsprognose gibt es schließlich noch die Möglichkeit einer pränatalen Diagnostik.

4.5.2.   Die pränatale Diagnostik

Bei einer Reihe genetisch bedingter Krankheitsbilder kann man eine intrauterine Diagnose zu einem so frühen Zeitpunkt der Schwangerschaft stellen, daß bei entsprechend positivem Befund noch die Möglichkeit einer Interruptio besteht. Es handelt sich dabei im wesentlichen um Stoffwechseldefekte (s. Tab. 6) sowie um Chromosomenanomalien. Da man mit diesen Methoden auch das Geschlecht des Embryos feststellen kann, erfaßt man damit alle Krankheitsbilder, die X-chromosomal vererbt werden oder eine geschlechtsunterschiedlich schwere Manifestation zeigen.

Als Ausgangsmaterial dient Fruchtwasser, das bei geeigneter gynäkologischer Technik von der 14. Schwangerschaftswoche an durch transabdominale Amniozentese gefahrlos gewonnen werden kann (Abb. 35). Das Fruchtwasser selbst und die wenigen darin enthaltenen Zellen stammen vom Embryo. Für biochemische Tests sowie für die Feststellung des Geschlechts werden fast ausschließlich die embryonalen Zellen verwendet. Offensichtlich werden Stoffwechseldefekte des Embryos zum großen Teil noch so weit über den mütterlichen Stoffwechsel kompensiert, daß sie sich weder in Entwicklungsstörungen der Frucht noch in der Zusammensetzung des Fruchtwassers selbst auswirken. Die meisten Versuche, direkt aus der Zusammensetzung des Fruchtwassers eine Diagnose zu stellen, mußten deshalb mit wenigen Ausnahmen fehlschlagen. Eine solche Ausnahme bildet z. B. das HURLER-Syndrom, bei dem der Gehalt des Fruchtwassers an Mukopolysacchariden stark erhöht ist, und zwar durch die Anreicherung einer für das Syndrom typischen Speichersubstanz, des Heparansulfates.

Tabelle 6

Pränatal diagnostizierbare Stoffwechseldefekte

Syndrom bzw. Defekt	Nachweismethoden (pränatal)	Krankheitswert	Häufigkeit
Abderhalden-Fanconi S. (infantile Zystinose)	Aminosäure- u. Zystin- (radioaktiv) Best. im Fruchtwasser (?)	schwer, Therapie unbefriedigend	1:40000
Acatalasämie	Katalase-Best. in kult. Aminozellen	unbedeutend	1:25000
Adrenogenitales Syndrom	Hormonbestimmung im Fruchtwasser (3. Trimenon)	intrauterin therapierbar	1:5000
Ahornsirup-S. (Leuzinose)	α-Ketodekarboxylase-Best. in nicht kultiv. Amnionzellen	schwer, Therapie unbefriedigend	1:100000 – 1:10000
Amaurotische Idiotien (Gangliosidosen, Tay-Sachs-S., Sandhoff-S. usw.)	Hexosaminidase-Best. in nicht kultiv. Amnionzellen u. a. Methoden	sehr schwer	1:500000
Andersen-S. (Mukoviszidose)	Metachromasie in kultiv. Amnionzellen	schwer	1:500000 – 1:1000
Argininämie	Arginase-Best. in kultiv. Amnionzellen	schwer	wenige Fälle
Argininbernstein-säure-Syndrom	Argininosuccinase Best. in kultiv. Amnionzellen	schwer, Therapie-erfolge noch unsicher	seit 1958 22 Fälle bekannt
Chediak-Higashi-Syndrom	Metachromasie in kultiv. Amnionzellen	schwer, Therapie unbefriedigend	65 Fälle bekannt
Citrullinurie	Argininbernstein-säure-Synthetase-Best. in kultiv. Amnionzellen (?)	schwer, Therapie-erfolge unsicher	wenige Fälle bekannt
Cystathioninurie	Cystathioninase-Best. in kultiv. Amnionzellen	mäßig schwer, Therapie unbefriedigend	1:18000

11*

Tab. 6 (Fortsetzung)

Syndrom bzw. Defekt	Nachweismethoden (pränatal)	Krankheitswert	Häufigkeit
Fabry Syndrom*	Metachromasie u. α-Galaktosidase-Best. in kultiv. Amnionzellen	bei ♂♂ schwer	über 200 Fälle bekannt
Galaktosämie I	Galaktokinase-Best. in kultiv. Amnionzellen	therapierbar	wenige Fälle
Galaktosämie II	Galaktose-1-Phosphat-Uridyltransferase-Best. in nicht kultiv. Amnionzellen	mäßig schwer, Therapieerfolg unbefriedigend	1:70000 – 1:35000
Gangliosidose, generalisierte (GM$_1$)	β-Galaktosidase-Best. in kultiv. Amnionzellen	sehr schwer	seit 1964 ca. 40 Fälle bekannt
Gaucher-Syndrom	Metachromasie u. β-Glukosidase-Best. in kultiv. Amnionzellen	unterschiedlich schwer	über 200 Fälle bekannt
Glukose-6-Phosphat-Dehydrogenase-Mangel*	G-6-PD-Best. in nicht kultiv. Amnionzellen	mäßig schwer, therapierbar	in Mitteleuropa selten
Glykogenose Typ II (Pompe-S.)	α-1,4-Glukosidase-Best. in nicht kultiv. Amnionzellen	schwer	seit 1933 100 Fälle bekannt
Glykogenose Typ III (Forbes-S.)	Amylo-1,6-Glukosidase-Best. in nicht kultiv. Amnionzellen	relativ leicht	wenige Fälle bekannt
Glykogenose Typ IV (Andersen-S.)	Amylo-1,4 1,6-Transglukosidase-Best. in kultiv. Amnionzellen	schwer	wenige Fälle bekannt
Greenfield-S. (metachromatische infantile Leukodystrophie)	Arylsulfatase-A-Best. in nicht kultiv. Amnionzellen	sehr schwer	1:100000 1:10000
Hartnup-S.	Aminosäurezusammensetzung d. Fruchtwassers (?)		seit 1956 etwa 65 Fälle bekannt

Tab. 6 (Fortsetzung)

Syndrom bzw. Defekt	Nachweismethoden (pränatal)	Krankheitswert	Häufigkeit
Histidinämie	Histidase-Best. in kultiv. Amnionzellen	gering	1:15000
Homozystinurie	Zystathionin-Best. in kultiv. Amnionzellen	mäßig schwer therapierbar	1:3000000 1:20000
Hyperammonämie* (Ornithinämie)	Ornithin-Trans-carbamylase-Best. in nicht kultiv. Amnionzellen	schwer, Therapieerfolge unsicher	selten
Hyperglyzinämie	Propionyl-Co-A-Carboxylase- oder Glyzinoxidase-Best. in kultiv. Amnionzellen (?)	schwer, Therapieerfolge unsicher	wenige Fälle bekannt
Hyperlysinämie	Aminosäurezusammensetzung des Fruchtwassers (?)	schwer, Therapieerfolge unsicher	wenige Fälle bekannt
Hypervalinämie	Transaminase-Best. in Nadelbiopsien der Plazenta u. kultiv. Amnionzellen	schwer	wenige Fälle
I-Zellen-Krankheit (Mukolipidose II)	Quantitative Mukopolysaccharid-Best. im Fruchtwasser (?)	schwer	seit 1967 wenige Fälle bekannt
Krabbe-Syndrom (Globoidzell-Leukodystrophie)	β-Galaktocerebrosidase-Best. in kultiv. Amnionzellen	sehr schwer	120 Fälle bekannt
Lesch-Nyhan-Syndrom*	Einbau radioaktiven Hypoxanthins in kultiv. Amnionzellen	schwer, therapierbar	seit 1964 40 Fälle bekannt
Mannosidose	α-Mannosidose-Best. in kultiv. Amnionzellen	mäßig schwer	wenige Fälle bekannt
Marfan-Syndrom**	Metachromasie, Hyaluronsäure-Best. in kultiv. Amnionzellen (?)	mäßig schwer	1:100000 – 1:50000

Tab. 6 (Fortsetzung)

Syndrom bzw. Defekt	Nachweismethoden (pränatal)	Krankheitswert	Häufigkeit
Methylmalonazidurie	Methylmalony-CoA-Mutase-Best. in kultiv. Amnionzellen, Methylmalonsäureausscheidung der Mutter im 2. Trimenon	schwer, z. T. therapierbar	einzelne Fälle bekannt
Mukopolysaccharidose I (Hurler-S.)	Metachromasie, α-L-Iduronidase-Best. in kultiv. Amnionzellen, Mukopolysaccharid-Best. im Fruchtwasser	schwer	1:100000
Mukopolysaccharidose II* (Hunter-Syndrom)	Metachromasie, $^{35}SO_4$-Abbau durch Fruchtwasser, Mukopolysaccharid-Best. im Fruchtwasser	bei ♂ ♂ schwer oder mäßig schwer	1:100000
Mukopolysaccharidose III—IV	s.Mukopolysaccharidose I und II (?)	unterschiedlich schwer	jeweils etwa 1:100000
Niemann-Pick-S.	Sphingomyelinase-Best. in nicht kultiv. Amnionzellen	unterschiedlich schwer	über 100 Fälle bekannt
Orotazidurie	Orotsäure-Best. im Fruchtwasser	unterschiedlich, therapierbar	wenige Fälle bekannt
Neuralrohrdefekte	α-Fetoprotein-Bestimmung im Fruchtwasser	schwer	1:900
Porphyria erythropoetica congenita (Günther)	Uroporphyrinogen-III-Synthetase-Aktivität in kultiv. Amnionzellen (?)	schwer	100 Fälle bekannt
Pseudoxanthoma elasticum***	Metachromasie in kultiv. Amnionzellen	schwer	400 Fälle bekannt
Pyruvatkinase-Mangel	Pyruvatkinase-Best. in kultiv. Amnionzellen (?)	leicht	1:2000000

Tab. 6 (Fortsetzung)

Syndrom bzw. Defekt	Nachweismethoden (pränatal)	Krankheitswert	Häufigkeit
Refsum-Syndrom	Phytansäure-α-Hydroxylase-Best. in kultiv. Amnionzellen	schwer, therapierbar	seit 1954 55 Fälle bekannt
Scholz S. (metachromatische Leukodystrophie)	Arylsulfatase-A-Best. in nicht kultiv. Amnionzellen	schwer	150 Fälle bekannt
Werner-Syndrom	Metachromasie in kultiv. Amnion-zellen (?)	schwer	140 Fälle bekannt
Xeroderma pigmentosum	Inkubation von Amnionzellen mit Bromuridin und nachfolgende Bestrahlung	sehr schwer	mehrere 100 Fälle bekannt

(?) Methode noch unsicher
* X-chromosomal vererbt
** autosomal dominant vererbt
*** in einem kleinen Teil der bekannten Sippen autosomal dominant vererbt

Die Schwierigkeit einer Diagnostik aus Amnionzellen besteht erstens in der geringen Menge anfallenden Materials und in den meisten Fällen auch in der Notwendigkeit, die Zellen zunächst in vitro kultivieren zu müssen. Das bedeutet einen Zeitverlust von mehreren Wochen und auch ein gewisses Risiko, da nicht jede Kultur gelingt.

In vitro kultivierte Amnionzellen können entweder mikroenzymatisch direkt auf den Enzymdefekt hin oder indirekt an Hand der durch den Block bedingten Speicherung eines eben nicht weiter verwertbaren Stoffwechselproduktes untersucht werden. Die erste Methode ist wesentlich genauer und eindeutiger als die zweite, erfordert aber wiederum, wie bereits bei den Heterozygotentests, für jeden Defekt eine ganz spezielle Technik. Etwa 20 der bisher bekannten und häufigsten Stoffwechseldefekte lassen sich auf diese Weise mit ausreichender

Sicherheit pränatal diagnostizieren, wie z. B. die Ahornsirupkrankheit (α-Keto-Isocapronsäure-Dekarboxylase),
die Galaktosämie (Galaktose-1-Phosphat-Uridyltrans-
ferase), das REFSUM-Syndrom (Phytansäure-Oxidase)
und das NIEMANN-PICK-Syndrom (Sphingomyelinase).
Voraussetzung dafür ist natürlich, daß der Enzymdefekt
nicht lokal nur ein Organ bzw. Gewebe betrifft und in
anderen Zellen keine Verschiebung bewirkt. Eine Phenylketonurie läßt sich z. B. pränatal an der Zelle nicht an
Hand eines Phenylalaninoxidase-Mangels erkennen,
da es sich um einen Stoffwechseldefekt der Leberzellen
handelt. Das gleiche gilt für das bereits erwähnte HURLER-
Syndrom.

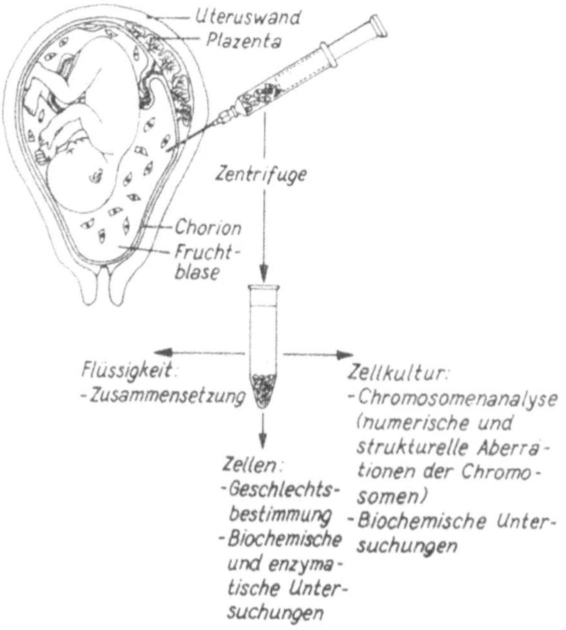

Abb. 35. Schema der Arbeitsgänge bei der pränatalen Diagnostik (aus SCHEEL
        1973)

Wesentlich einfacher, aber auch unspezifischer ist der Nachweis der durch den Stoffwechseldefekt anfallenden Speichersubstanzen in der kultivierten Amnionzelle, und zwar auf Grund der Metachromasie. Die Zellen, gleich nach welchem Stoffwechseldefekt man im einzelnen sucht, werden mit Methylenblau angefärbt. Metachromatische Einschlüsse lassen sich bei Mukopolysaccharidosen, Lipoidspeicherkrankheiten (z. B. amaurotische Idiotien) und auch bei der Mukoviszidose erkennen. Der Nachweis ist insofern nicht spezifisch, als er lediglich allgemein auf eine Stoffwechselstörung und nicht auf einen spezifischen Defekt hinweist. Der Test ist auch nicht immer sicher, da in vielen Fällen auch bei Heterozygoten metachromatische Einschlüsse erscheinen, und damit die Unterscheidung von klinisch normalen Heterozygoten und homozygot Kranken nicht eindeutig ist. Es muß sich dabei gar nicht einmal um Heterozygote für den gleichen Defekt handeln. Darin liegt die Erklärung für das Vorkommen metachromatischer Einschlüsse in Zellen mancher offensichtlich normaler Kontrollembryonen.

Eine der wichtigsten Fragen bei allen diesen Methoden ist die nach der Untersuchungsdauer. Es werden deshalb mikrobiochemische Methoden angestrebt, die nicht erst eine zeitraubende Kultivierung voraussetzen. Ein solcher direkter Nachweis eines Enzymdefektes an einzelnen Amnionzellen gelingt bereits bei einigen Stoffwechseldefekten, wie dem TAY-SACHS-Syndrom, dem NIEMANN-PICK-Syndrom, der Galaktosämie, dem POMPE-Syndrom, der Ahornsirupkrankheit und der metachromatischen Leukodystrophie.

Auf die Untersuchung von Amnionzellen ist man auch bei der Feststellung chromosomaler Anomalien und bei der Geschlechtsdiagnostik angewiesen. Für die Chromosomendiagnostik müssen die Zellen wiederum zwei bis drei Wochen kultiviert werden. Um das Geschlecht des Embryos festzustellen, reicht meistens die Suche nach X- und Y-Chromatin aus.

Eine pränatale Diagnostik ist schließlich noch bei

einigen Krankheitsbildern auf hormonaler Basis möglich. Das gilt vor allem für das kongenitale Adrenogenitale Syndrom (AGS). Eine erhöhte Produktion von Cortisolvorstufen läßt sich bereits um die 30. Schwangerschaftswoche an Hand eines erhöhten Pregnantriol-Gehaltes des Fruchtwassers erkennen. Es ergeben sich daraus sehr wichtige therapeutische Konsequenzen. Die Kinder mit AGS werden normalerweise bereits mit irreversiblen Schäden geboren. Bei Mädchen entwickelt sich auf Grund der virilisierenden Wirkung verschiedener Cortisolvorstufen und deren Kataboliten ein vermännlichtes Genitale in Form eines Pseudohermaphroditismus femininus meistens mit Klitorishypertrophie. Diese Frühsymptome können vermieden werden, wenn man nach Feststellung des hormonalen Defektes und des Geschlechtes des Fötus noch intrauterin eine Hydrocortisoninjektion vornimmt.

Das Spektrum der Krankheitsbilder, bei denen man auf Grund einer pränatalen Diagnostik familienberaterische Aussagen präzisieren kann, ist noch verhältnismäßig klein. Zwar lassen sich auch schwere Skelettmißbildungen, manche Formen des primordialen Zwergwuchses usw. röntgenologisch pränatal feststellen, jedoch zu einem so späten Zeitpunkt in der Fötogenese, daß sich daraus keinerlei Konsequenzen in unserem Zusammenhang ergeben. Rechnet man die bis zum Ende des vierten Schwangerschaftsmonats verifizierbaren Krankheitsbilder zusammen, einschließlich der, für die ein erhöhtes Risiko auf Grund der Geschlechtsdiagnostik ermittelt werden kann, so ergibt sich eine Zahl von ungefähr 150, also nicht einmal etwa 1/10 aller Erbleiden. Trotzdem muß man diese Möglichkeiten kennen und gegebenenfalls für die Betreuung betroffener Familien einsetzen können.

4.5.3. *Multifaktoriell bedingte Krankheitsbilder*

In der Familienberatung spielen polygene Krankheitsbilder eine große und in der Zukunft noch zunehmende Rolle, wenn andere Erbleiden mit Hilfe biochemischer, zytogenetischer und anderer Methoden auf schon praktizierte oder absehbare Weise kontrolliert werden können. Die Bedeutung ergibt sich aus folgenden Gesichtspunkten:

a) Sie stellen mit Abstand die häufigsten Erbkrankheiten dar. In der DDR kann man z. B. die Anzahl der existierenden Patienten mit Phenylketonurie insgesamt auf etwa 600 einschätzen. Allein mehrere tausend Betten in Krankenanstalten aber sind ständig nur mit Schizophrenie-Kranken belegt.

b) Sie treten vorwiegend familiär auf. Familiär ist nicht gleichbedeutend mit erblich, aber erblich bzw. genetisch bedingt bedeutet auch nicht immer familiär. Eine Chromosomopathie kommt z. B. nur zu einem ganz geringen Prozentsatz bei mehreren Personen einer Familie vor ($<2\%$). Auch die meisten autosomal dominanten Defekte schränken die direkte oder effektive Fruchtbarkeit ihrer Träger stark ein, so daß bis auf wenige Ausnahmen nur die leichteren weitervererbt werden. Die autosomal rezessiven Krankheitsbilder treten bei der mitteleuropäischen Konsanguinitätsrate und durchschnittlichen Familiengröße nur zu 20—30% der Fälle familiär auf. Bei ihnen kann außerdem — wie bei den X-chromosomalen Störungen — durch Massenscreening, Heterozygoten-Testung und andere Maßnahmen eine wirksame genetische Prophylaxe und z. T. auch Therapie betrieben werden. Im landläufigen Sinne erblich, d. h. aus genetischen Gründen familiär gehäuft, kommen dagegen vor allem die multifaktoriell bedingten Krankheitsbilder vor, wie z. B. Bindegewebsschwächen, Diabetes mellitus, angeborene Hüftluxation, Atopien, Epilepsien, Lippen-Kiefer-Gaumen-Spalte usw.

c) Multifaktoriell bedingte Leiden bieten auf Grund ihrer Umweltkomponente vielfach einen größeren klinisch-prophylaktischen und therapeutischen Spielraum als monogene Erbkrankheiten.

Die Bedeutung der Umweltfaktoren variiert sehr stark, sowohl zwischen den einzelnen Krankheitsbildern

als auch von Fall zu Fall. Hierin liegt eine der Schwierigkeiten für die erbprognostische Einschätzung. Aus
Zwillingsuntersuchungen (s. Kap. 3) und anderen statistischen Berechnungen läßt sich zwar der Anteil der
genetischen Komponente am Zustandekommen etwa
von Nierensteinen mit 45%, an der Anenzephalie mit
65% und an der Pyrolusstenose mit 85% einschätzen.
Diese Durschchnittswerte sind jedoch für den Einzelfall
nzr bedingt hilfreich und bei manchen Defekten, wie
z. B. den Lippen-Kiefer-Gaumen-Spalten, bei denen
man zwar exogene Ursachen vermutet, deren Charakter
jedoch noch völlig unklar ist, nicht einmal das.

Umstritten bleibt auch die Rolle genetischer Faktoren
bei offensichtlich weitgehend umweltinduzierten Krankheiten, etwa beim Altersdiabetes oder der Adipositas.
Rät man Angehörigen von Familien mit mehreren Fällen
von Diabetes zu einer vernünftigen und mäßigen Er-
nährungsweise von Jugend an, und der Rat wird befolgt,
so besteht doch weiterhin eine große Unsicherheit des Er-
folges dieser Maßnahmen.

Die Beteiligung von Umweltfaktoren und einer Viel-
zahl von Genen und ihre starke Variabilität erklärt zugleich die Häufigkeit entsprechender Krankheitsbilder
Während monogene Leiden nur infolge der außerordentlich seltenen Mutation eines Gens auftreten, besteht natürlich bei Beteiligung so vieler Gene häufiger eine Stö-
rungsmöglichkeit und damit eine höhere Wahrscheinlichkeit für das Auftreten entsprechender Krankheitsbilder.
Je nachdem, wie groß die Anzahl von Mutationen ist, die
in ihrer Summe zu dem Defekt führen, wird er in seiner
Schwere erheblich oder nur gering, mit fließenden Übergängen zum Normalzustand, sein. Schließlich wird sich
der Charakter der Störung auch nach den beteiligten
Genen richten. Ein normales Größenwachstum z. B. wird
durch die Balance einer unübersehbar großen Anzahl von
Genen gewährleistet. Dabei kann es durch die Mutation
eines einzigen Gens aber bereits zu einer erheblichen
Störung, d. h. zu Minder- oder Zwergwuchs kom-

men, während viele andere Mutationen über eine indirekte Gleichgewichtsverschiebung nur in der Summe ihrer Wirkung erkennbar werden.

Diese Erscheinungen erlauben in ihrer Komplexität kaum, irgendwelche Wahrscheinlichkeitszahlen, wie sie sich etwa aus den MENDELschen Regeln ergeben, abzuleiten. Man ist also hier auf empirische Risikoziffern angewiesen. Solche Risikoziffern sind für eine Familienberatungsstelle ebenso wichtig wie problematisch. Sie erfordern für eine befriedigende Anwendung zunächst eine genaue klinische Differenzierung der vorliegenden Störung, etwa der Skelettanomalien beim Zwergwuchs oder der kardiologischen Daten bei einer Hypertonie, und sie erfordern eine sehr sorgsam erhobene und möglichst vollständige Familienanamnese. Außerdem ist zu beachten, daß Risikoziffern regional sehr starken Schwankungen unterliegen, daß also sowjetische oder amerikanische wie auch die Risikoziffern aus den umfangreichen Schweizer oder schwedischen Untersuchungen nur mit Vorsicht direkt übernommen werden können. Trotzdem lassen sie sich als Richtwerte verwenden, wenn man dabei folgende, ursprünglich von CARTER formulierte und neuerdings noch einmal von STONOWA (1973) zusammengefaßte Gesichtspunkte beachtet:

a) Je seltener eine polygene Eigenschaft in einer Population vorkommt, desto größer ist ihre familiäre Häufung, d. h. desto größer auch das Risiko für Verwandte eines Merkmalsträgers. Theoretisch läßt sich diese Regel mit der Tatsache erklären, daß die seltene Summation von Genen, die zu einem Defekt führt, am wahrscheinlichsten in der verwandtschaftlichen Nähe eines Merkmalsträgers zu finden sein dürfte. Nach den Untersuchungsergebnissen von CARTER (1969) liegt z. B. das Risiko für Verwandte bei Auftreten eines Falles mit Spina bifida in Japan mit einer Inzidenz der Störung von 1 : 1000 wesentlich über dem in Irland, wo die Spina bifida eine beachtliche Häufigkeit erreicht. Für eine Familienberatungsstelle leitet sich daraus die Notwendigkeit ab, zumindest ungefähr die Frequenz der häufigsten genetisch bedingten Krankheitsbilder in der eigenen Population zu kennen.

b) Im Unterschied zu monogenen Leiden, in denen das Risiko z. B. innerhalb einer Geschwisterschaft unabhängig ist von der Anzahl der bereits aufgetretenen Merkmalsträger, steigt diese bei polygener Vererbung mit jedem neuen Fall. Das erklärt sich wiederum aus der Polygenie: Je mehr Merkmalsträger in einer Familie auftreten, mit einer desto größeren Konzentration entsprechender Gene muß gerechnet werden. Praktisch verdoppelt sich das Risiko ungefähr mit jedem Verwandten ersten Grades, der als Merkmalsträger angesehen werden muß, d. h. für Spina bidifa, daß das Risiko für ein Kind in einer Geschwisterschaft eines Merkmalsträgers von 5 auf 10% steigt, wenn zusätzlich noch ein Elternteil oder ein weiteres Geschwisterkind betroffen ist.

c) Je schwerer sich der Defekt bei einem Probanden manifestiert, desto größer wird das Risiko für die Verwandten. Das läßt sich ebenfalls aus der Summation der zugrunde liegenden Genwirkungen erklären, indem man grundsätzlich eine Korrelation zwischen Anzahl verursachender Gene und Merkmalsausprägung erwarten kann. Diese Regel hat viele Ausnahmen und bedarf besonderer Vorsicht bei der Anwendung. Viele als polygen bekannte Defekte können z. B. auch monogen bedingt sein, wie etwa bestimmte Typen des Zwergwuchses, der Spina bifida oder der Lippen-Kiefer-Gaumen-Spalten. In diesen Fällen ergibt sich das Risiko nicht mehr aus der Schwere des Defektes, sondern allein aus den MENDELschen Regeln. Weiterhin läßt sich bei einigen polygenen Defekten ein Schwellenwerteffekt erkennen, d. h. es besteht kein Kontinuum zwischen Normalzustand, leichter und schwerer Ausprägung im Zusammenhang mit der Anzahl der verursachenden Gene, sondern an einer bestimmten Stufe schlägt das Normale in den Defekt um. Hier spielt das Problem der Mikroformen eine Rolle. Während man z. B. bei der Spina bifida an Hand solcher subklinisch existierenden Mikrosymptome ein recht gutes Bild über die familiäre Belastung in einer Sippe erreichen kann, sagt die Schwere einer Lippen-Kiefer-Gaumen-Spalte kaum etwas über das Risiko aus, und Schwachformen lassen sich selten feststellen. Die Gaumenspalte etwa ist weitgehend eine eigene genetische Einheit und nicht als Mikroform der LKG-Spalte anzusehen. Das gleiche gilt für bestimmte Anomalien der Zahnanlagen.

d) Liegt eine ungleiche Geschlechtsverteilung vor, so besteht ein erhöhtes Risiko, wenn der Proband dem seltener betroffenen Geschlecht angehört. Diese Erscheinung erklärt sich wiederum aus der Anzahl der zugrunde liegenden Gene. Für das weniger häufig betroffene Geschlecht muß eine höhere Konzentration entsprechender Gene zur Merkmalsausprägung angenommen werden als für das andere Geschlecht. Bei der Lippen-Kiefer-Gaumen-Spalte oder bei der Pylorusstenose z. B. mit auffälliger Androtropie sind Verwandte weiblicher Merkmalsträger stärker gefährdet als männliche; umgekehrte Verhältnisse liegen bei der angeborenen Hüftluxation vor.

Es ergibt sich, daß gerade die häufigsten als erblich bekannten Krankheitsbilder in ihrem erbprognostischen Risiko am schwersten zu beurteilen sind. Vor allem aber wird mit derartigen Krankheiten jeder Arzt in seiner Praxis konfrontiert, auch und sicher in zunehmendem Maße im Zusammenhang mit erbprognostischen Fragestellungen. Der Bogen des benötigten genetischen Wissens spannt sich also von den MENDELschen Gesetzen und den jeweils sehr seltenen monogenen Defekten bis hin zu den genetisch sehr schwer zu beurteilenden und komplexen Alltagskrankheiten.

5.   Schlußwort

,,Die Kenntnis der Art und Weise, mit welcher die Gene die Entwicklung und Funktion des lebenden Organismus beeinflussen, ist soweit gediehen, daß sie praktische Anwendung auf die Leistung der bestmöglichen medizinischen Betreuung finden kann ... Obgleich man den Gegensatz, mit dem ein Individuum sein Leben beginnt, nicht verändern kann, macht es der Fortschritt in den medizinischen Wissenschaften im wachsenden Maße möglich, die Formen des Auftretens ungünstiger Gene zu kontrollieren ... Eines der wichtigsten Ziele genetischer vorbeugender Maßnahmen besteht darin, ungünstige Kombinationen schädlicher Gene eher zu vermeiden als das Auftreten dieser Gene in der Bevölkerung zu verringern ... Genetische Beratung ist der unmittelbarste und praktischste Dienst, den die Genetiker in der Medizin und Chirurgie leisten können ..."

Diese Auszüge aus einem Bericht der Weltgesundheitsorganisation[1] verdeutlichen die Bedeutung der Genetik für die Medizin. Es ergeben sich dabei Aufgaben sowohl bei der Diagnostik des sehr breiten, alle Fachgebiete der Medizin umfassenden Spektrums von genetisch bedingten Defekten als auch der Therapie einschließlich der Dispensaire-Betreuung der Patienten bzw. betroffener Familien und vor allem der Prophylaxe. In dem Maße, wie durch die moderne Medizin andere Krankheiten an Bedeutung für das Morbiditätsgeschehen verlieren und die Einsichten in die Beteiligung genetischer Faktoren am Zustandekommen und Verlauf vieler bisher ätiologisch unklarer oder als nicht im engeren Sinne genetisch bedingten Defekt steigt, erhöht sich auch der Wert der Genetik für die medizinischen Wissenschaften und die Betreuung der Patienten. In diesem Sinne ist es erforderlich, daß die wichtigsten Erkenntnisse und Fakten der klinischen Genetik von einem breiten Kreis von Medizinern, aber auch von Pädagogen und Angehörigen anderer Wissensgebiete gewußt und verstanden werden.

---

[1] Übers. aus WHO-Features — In point of fact 4/1974

6.   Anhang

Kurze Charakterisierung einiger erwähnter Syndrome (auszugsweise aus WITKOWSKI, R. und O. PROKOP, Genetik erblicher Syndrome und Mißbildungen. Wörterbuch für die Familienberatung. 2. Aufl., Akademie-Verlag Berlin 1976).

Adrenogenitale Syndrome (AGS)

Genetisch bedingte Enzymdefekte auf der Grundlage von Genmutationen.

Die Gendefekte manifestieren sich in verschiedenen Störungen der Cortisol-I(17-Hydroxycorticosteron)synthese aus 17-Hydroxyprogesteron. Ein zu niedriger Blut-Cortisolspiegel bedingt eine Gleichgewichtsverschiebung in der hypothalamischen Regulation der Hypophysenfunktion. Dadurch kommt es über einen feedback-Mechanismus zur permanent erhöhten Ausscheidung von adrenocorticotropem Hormon (ACTH), das das Wachstum und die Funktion der Nebennierenrinde stimuliert. Auf diese Weise findet je. nach Lage des Syntheseblockes eine Überproduktion und Ansammlung verschiedener Cortisolvorstufen und deren Kataboliten statt, die zu den unterschiedlichen klinischen Erscheinungen führen.

Krankheitswert:

Man unterscheidet klinisch drei Haupttypen, zwischen denen es jedoch verschiedene Übergangs- und Kombinationsformen gibt.

a) Einfache, virilisierende Nebennierenüberfunktion (Defekt der 21-Hydroxylase): Durch vermehrte Androgenausschüttung kommt es bei Mädchen zu einem angeborenen Pseudohermaphroditismus femininus mit Vermännlichung des äußeren Genitales von der leichten Klitorishypertrophie bis zu fast typisch männlichen Formen. Bei Knaben zunächst nicht auffälliger hypogonadotroper Hypogonadismus und in den ersten Lebensjahren beschleunigtes Wachstum und Skelettreifung. Pseudopubertas präcox besonders auffällig mit etwa 5 Jahren. Später Minderwuchs durch vorzeitigen Epiphysenschluß. Häufig überdurchschnittliche Intelligenz. Bei Mädchen Ausbleiben der Brustentwicklung und der Menarche. Salzverlust-Syndrom selten.

b) Hypertensive Nebennierenüberfunktion (Defekt der 11-β-Hydroxylase): Durch zusätzlich erhöhte Sekretion von Desoxycorticosteron kommt es zur Salzretention und zu arteriellem Hochdruck.

c) Salzverlustsyndrom (Defekt der 3-β-Hydroxysteroid-Dehydrogenase): Da von dem Stoffwechselblock auch die Testosteronsynthese betroffen ist, kommt es häufig nur zu einer geringen angeborenen Virilisierung bei Mädchen und zu Hypogenitalismus (Hypospadie) bei Knaben. Im Vordergrund stehen eine Störung der Aldosteronsynthese und damit die perinatal häufig tödlichen Salzverlusterscheinungen.

d) Außer diesen drei Haupttypen gibt es genetisch bedingte Formen des AGS, die bisher nur sehr selten als Einzelerscheinungen beschrieben wurden, z. B. Lipoidhyperplasie der Nebennieren (s. PRADER und ANDERS 1962). Nosologisch abzutrennen ist dagegen das bei einigen Familien beschriebene Syndrom der Nichtansprechbarkeit der Nebennieren gegenüber ACTH (s. Nebenniereninsuffizienz. Nichtansprechbarkeit auf ACTH), das wahrscheinlich ebenfalls rezessiv vererbt wird.

Das genetisch bedingte AGS ist angeboren; Erstmanifestationen im Pubertätsalter sind selten (z. B. interkurrent meist nach Infekten auftretendes Salzmangelsyndrom).

Therapiemöglichkeiten:

Dauersubstitution mit Hormonen von cortisolartiger Wirkung mit sehr gutem Erfolg. Eventuelle pränatale Therapie im 3. Trimenon möglich.

Häufigkeit und Vorkommen:

Meistens im weiblichen Geschlecht beschrieben ($^2/_3$ bis $^3/_4$), da wahrscheinlich bei ♂♂ wesentlich schwerer zu diagnostizieren. Regional offensichtlich unterschiedliche Frequenz. Populationsgenetische Erhebungen in umschriebenen Gebieten erbrachten folgende Inzidenzwerte: USA 1:67000 (Heterozygote 1:128), Schweiz 1:5000 (Heterozygote 1:35), Alaska 1:1481 (Heterozygote 1:20, Genfrequenz 0,026), Isolat der Yupik-Eskimos im Südwesten Alaskas 1:490 (Heterozygote 1:11, Genfrequenz 0,055). $^3/_4$ der Fälle weisen den Haupttyp a) auf.

Genetik:

Autosomal rezessiver Erbgang bei allen erblichen Typen. Es handelt sich um Heterogenie, genetische Beziehungen zwischen den einzelnen Typen bestehen also nicht.

Agammaglobulinämie, Antikörpermangelsyndrom, Typ BRUTON

Genetisch bedingte Störung der Serumeiweiß-Synthese auf der Grundlage einer Genmutation.

Der Gendefekt manifestiert sich in einem Mangel oder im völligen Fehlen von Serumglobulinen, vor allem der immunologisch wichtigen γ-Globuline IgG, A und M und der Plasmazellen bei Funktionsfähigkeit des thymusabhängigen, zellvermittelten Immunsystems vom verzögerten Typ. Der Basisdefekt ist noch unklar (Defekt der L-Kettensynthese?).

Krankheitswert:

Angeboren. Vom 4.—6. Lebensmonat an Anfälligkeit vor allem gegenüber bakteriellen Infektionen, gehäuftes Auftreten von Entzündungen der Luftwege, Bronchopneumonien, Otitiden, Arthritiden u. a. Ohne Therapie Tod bereits im Kindesalter. Transitorische und erworbene (meist nach dem 3. Lebensjahr) Formen mit besserer Prognose. Neigung zu Leukämien. Septikämien. Schlechte Heilungstendenzen.

Therapiemöglichkeiten:

Plasmainfusionen. Antibiotika- und Gammaglobulingaben mit vorübergehendem, guten Erfolg.

Häufigkeit und Vorkommen:

Inzidenz 1:500000 bis 1 Mill. Vorwiegend im männlichen Geschlecht.

Genetik:

X-chromosomaler Erbgang. Es wird allgemein angenommen, daß auch die meisten der „erworbenen" Formen auf genetischer Basis entstehen und z. T. nur sich spätmanifestierende Fälle des erblichen Antikörpermangelsyndroms (Hypogammaglobulinämie) darstellen.

12*

Akrozephalosyndaktylie, Akrozephalopolysyndaktylie, APERT-Syndrom

Genetisch bedingte Kombination von Akrozephalie und Syndaktylie auf der Grundlage einer Genmutation.

Der den Mißbildungen zugrunde liegende Basisdefekt ist unbekannt.

Krankheitswert:

Kraniofaziale Dysostose durch vorzeitigen Schluß der Schädelnähte. Starke Behinderung durch knöcherne oder häutige Syndaktylien, seltener Polysyndaktylien (NOACK-Syndrom). Häufig Schwachsinn. Fakultativ weitere Mißbildungen, vor allem des Extremitätenskeletts (APERT-CROUZON- oder VOGT-Syndrom, AZS mit kraniofazialen Mißbildungen vom Typ des CROUZON-Syndroms). Interfamiliär sehr variable Merkmalsausbildung, meistens sehr starke Beeinträchtigung.

Therapiemöglichkeiten:

Chirurgische Korrekturen vor allem der Extremitätenmißbildungen mit unbefriedigendem Erfolg.

Häufigkeit und Vorkommen:

Inzidenz etwa 1:100000. Überwiegend sporadische Fälle. Die Mutationsrate wird mit $3-4 \times 10^{-6}$ angegeben und steigt offenbar mit dem Zeugungsalter des Vaters. Bei leichterer Symptomatik (z. B. PFEIFFER-Syndrom) Merkmalsträger in mehreren aufeinanderfolgenden Generationen.

Genetik:

Je nach Art vor allem der Extremitätenmißbildungen werden unterschiedliche Typen abgetrennt, wobei eine intrafamiliäre Konstanz und damit eine genetische Einheitlichkeit nur unsicher bei den leichtesten nicht letalen Fällen vermutet werden kann. McKUSICK unterscheidet 7 Typen, für die er Mutationen unterschiedlicher Gene annimmt, die in verschiedenen Stadien an der Entwicklung bzw. Differenzierung des Schädel- und Handskeletts beteiligt sind. Bis auf einen Typ beruhen alle auf autosomal dominanter Mutation. Bei der Ausnahme handelt es sich um eine

Akrozephalopolysyndaktylie, die bisher bei wenigen, z. T. Geschwisterfällen beobachtet wurde (CARPENTER-Syndrom). Etwa $^1/_5$ der daraufhin untersuchten Patienten mit A. wiesen strukturelle — allerdings uneinheitliche — Chromosomenaberrationen auf.

Albinismus totalis I

Erblicher Enzymdefekt auf der Grundlage einer Genmutation.

Der Gendefekt manifestiert sich in einem Mangel an Tyrosinase in den Melanozyten. Dadurch unterbleibt die Oxidation des Tyrosins zum Dihydroxyphenyalanin (Dopa) und weiter zum Dopachinon, so daß kein Melanin gebildet wird.

Krankheitswert:

Unpigmentierte weiße bis rosa durchscheinende Haut. Fehlen von Pigment im Auge. Fundus oculi leuchtet bei gewöhnlichem Tageslicht rot auf. Durch abnorme Transparenz der Iris diffuse Belichtung des Augenhintergrundes, unscharfes Sehen und Lichtempfindlichkeit. Nystagmus. Weißes Haar. Starke Irritabilität der Haut bei UV-Einstrahlung mit entsprechender Karzinom-Neigung. Vereinzelt kombiniert mit hämorrhagischen Diathesen (HERMANSKY-PUDLAK-Syndrom).

Therapiemöglichkeiten:

Symptomatisch prophylaktisch durch Schutz der Haut und der Augen vor Sonneneinstrahlung. Kosmetische Maßnahmen aus psychologischen Gründen wichtig.

Häufigkeit und Vorkommen:

Regional und rassenbedingt stark unterschiedlich. In Europa etwa 1:30000, in Irland 1:15000, bei Negern 1:40000. Mutationsrate $3,3-7 \times 10^{-5}$/Locus/Generation.

Genetik:

Autosomal rezessiver Erbgang. Seltene Angaben über dominante Vererbung beruhen wahrscheinlich auf Pseudodominanz. Bei dem klinischen Syndrom des Albinismus totalis handelt es sich um Heterogenie, wobei A. t. I und II (s. d.) die beiden Haupttypen darstellen. Aus Ehen zwischen Merkmalsträgern der beiden Typen gehen überwiegend normale Kinder hervor: Doppelheterozygote. Aus dieser Erscheinung erklärt sich die hohe Konsanguinitätsrate bei A. t. in Gebieten, in denen Typ I und II gemeinsam vorkommen.

Albinismus totalis II, Albinoidismus

Erblicher Defekt des Tyrosin-Stoffwechsels auf der Grundlage einer Genmutation.

Die genaue Natur des Stoffwechseldefektes ist noch unklar. Im Gegensatz zum Albinismus I besteht eine normale Tyrosinase-Aktivität in den vorhandenen Prämelanozyten. Eine abnorme Substrat-Konzentration oder -Affinität wird vermutet. Die Oxidation des Tyrosins zum Dopachinon ist gestört, wodurch eine normale Melaninbildung unterbleibt.

Krankheitswert:

Klinisch mildere Form als A. t. I. Im frühen Kindesalter Pigmentarmut des Auges, der Haut und des Haares. Allmähliche Pigmentierung, mit steigendem Lebensalter wird Pigmentierung der Pupillenränder und eine leichte Färbung der Haut und der Haare erreicht. Leichtere Nystagmus und Photophobie. Häufig Strabismus.

Therapiemöglichkeiten:

Symptomatisch prophylaktisch durch Schutz der Haut und der Augen vor Sonneneinstrahlung.

Häufigkeit und Vorkommen:

Regional und rassenbedingt stark unterschiedlich. Unter Europäern sehr selten, bei Negern etwa 1:14000. Hohe Konsanguinitätsrate.

Genetik:

Autosomal rezessiver Erbgang. Bei dem klinischen Syndrom des Albinismus totalis handelt es sich um Heterogenie, wobei A. t. I (s. d.) und II die beiden Haupttypen darstellen. Aus Ehen zwischen

Merkmalsträgern der beiden Typen gehen überwiegend normale
Kinder hervor: Durch diese Erscheinung der Doppelheterozygotie
erklärt sich die hohe Konsanguinitätsrate beim A. t. Um eine allele
Mutation zum A. II könnte es sich dagegen bei dem endemischen
Albinismus der Cuna-Indianer sowie der Angehörigen eines nord-
amerikanischen Isolates handeln. Die hohe Frequenz (0,7%) dieses
A. erklärt sich hier durch einen Heterozygotenvorteil durch höhere
Heiratschancen der hellhäutigeren Individuen. Heterozygote zwi-
schen diesem und dem Typ A. II sind ebenfalls albinotisch mit
leichter Pigmentierung und ohne Nystagmus.

Alkaptonurie

Erblicher Stoffwechseldefekt auf der Grundlage einer Genmutation. Der Gendefekt manifestiert sich im Fehlen des die
Homogentisinsäure abbauenden Fermentes Homogentisinsäureoxidase in Leber und Niere. Daraufhin wird die im Phenylalanin-
Tyrosin-Abbau anfallende Homogentisinsäure zum großen Teil
direkt mit dem Urin ausgeschieden oder in biochemisch noch nicht
genau definierter, polymerisierter Form als Pigment in bradytrophen Geweben, vor allem im Gelenkknorpel, abgelagert (Ochronose).

Krankheitswert:

Erstmanifestation der Ochronose und etwas später einer Ar-
throse vor allem der Wirbelsäule und der großen Gelenke etwa im
20. bis 30. Lebensjahr. Später oft Osteoporose. Langsam progrediente arthrotische Beschwerden führen zur Leistungsminderung
und Invalidität. Lebenserwartung gut.

Therapiemöglichkeiten:

Diätische Behandlung im Hinblick auf Verlauf nicht effektiv.

Häufigkeit und Vorkommen:

Bereits seit mehreren Jahrhunderten bekannt, bisher mehr als
300 publizierte Fälle. Frequenz etwa 1:200000 bis 1:1 Million.

Genetik:

Autosomal rezessiver Erbgang. In einzelnen Familien bietet
sich das Bild einer dominanten Vererbung, was möglicherweise als
Pseudodominanz infolge Konsanguinität zu deuten ist.

ALPORT-Syndrom, Nephropathie mit Taubheit

Erbliche Kombination von Nephropathie und Innenohrschwer-
hörigkeit auf unklarer genetischer Grundlage.

Der dem Symptomenkomplex zugrunde liegende Basisdefekt
(immunologisch oder stoffwechselbedingte Tubulopathie?) ist unbekannt.

Krankheitswert:

Erstmanifestation klinischer Erscheinungen im männlichen Geschlecht meistens vom zweiten Lebensjahrzehnt an. Symptome
einer Niereninsuffizienz, später Schwerhörigkeit. Teilweise Seh-
beschwerden durch Katarakt, Sphärophakie u. a. Augenver-
änderungen. Progredienter Verlauf, Tod durch Nierenversagen bei
Schrumpfniere und Urämie meistens im 3.–4. Lebensjahrzehnt.
Im weiblichen Geschlecht leichterer bis subklinischer Verlauf.

Therapiemöglichkeiten:

Symptomatische Behandlung der Nephropathie einschließlich
Dialyse lediglich beschränkt lebensverlängernd.

Häufigkeit und Vorkommen:

Verbreitet. Große Sippen mit Merkmalsträgern in bis zu sieben
aufeinanderfolgenden Generationen beschrieben. Vorwiegend im
männlichen Geschlecht diagnostiziert.

Genetik:

Die Art des familiären Vorkommens spricht zunächst für autosomal dominanten Erbgang mit bevorzugter Manifestation im
männlichen Geschlecht, wobei allerdings nach Meinung mancher
Autoren noch Hilfshypothesen nötig sind, da männliche Merkmalsträger weniger gesunde als befallene Töchter und weniger be-

fallene als gesunde Söhne haben sollen, während bei Frauen mit ALPORT-Syndrom durchschnittlich die Zahl der befallenen Kinder beiderlei Geschlechts die der gesunden übersteigen soll. Eine sichere Erklärung für diese Erscheinung, die allerdings z. T. angezweifelt wird, gibt es noch nicht.

BLOOM-Syndrom

Erbliche, polytope Entwicklungsstörung auf der Grundlage einer Genmutation.

Die Art des zu den klinischen Erscheinungen führenden Basisdefektes (Enzymdefekt? Störung im Immunsystem?) ist noch unbekannt.

Krankheitswert:

Niedriges Geburtsgewicht und Minderwuchs. An Lupus erythematodes erinnernde teleangiektatische Hauterscheinungen mit hochgradiger Photosensibilität. Mikrozephalie, Vogelgesicht. Neigung zu Leukose und anderen Blastomatosen. Infektanfälligkeit (niedriger Immuntiter).

Therapiemöglichkeiten:

Symptomatisch-konservative Behandlung, Gaben von Wachstumshormon unbefriedigend.

Häufigkeit und Vorkommen:

Seit Erstbeschreibung 1954 über 40 Fälle bekannt, vor allem bei Juden vorkommend ($^1/_3$ der Fälle). Androtropie (4:1).

Genetik:

Autosomal rezessiver Erbgang. Es besteht eine auffällige Neigung zu Chromosomenbrüchen in kultivierten Lymphozyten und Knochenmarkzellen („Chromosomenbruch-Syndrom").

Cri-du-chat-Syndrom, Katzenschrei-Syndrom, LEJEUNE-Syndrom

Mißbildungskomplex auf der Grundlage einer Chromosomenmutation.

Es liegt eine Deletion (Stückverlust) am kurzen Arm des Chromosoms Nr. 5 und damit partielle Monosomie dieses Chromosoms vor. Die Ursache für die Deletion sowie der pathogenetische Zusammenhang mit der klinischen Symptomatik sind noch unklar.

Krankheitswert:

Geburtsuntergewicht. Kraniofaziale Dysplasie mit Mikrozephalie und Hypertelorismus. Schwere Retardation der psychischen und motorischen Entwicklung. Charakteristisches katzenartiges Schreien im frühen Kindesalter. Zahlreiche andere fakultative Anomalien. Überleben bis ins Erwachsenenalter möglich.

Therapiemöglichkeiten:

Bis auf geringe symptomatische Korrekturen nichts bekannt.

Häufigkeit und Vorkommen:

Seit Erstbeschreibung 1963 über 150 Fälle gesichert. Wahrscheinlich oft nicht erkannt. Frequenz auf 1:50000 bis 1:100000 geschätzt. Gynäkotropie (5:1).

Genetik:

Die Deletion besteht entweder in einem einfachen Stückverlust (46,Bp-), der sekundär in seltenen Fällen zur Ringbildung führt (46,rB), oder in Form einer Translokation des B-Chromosoms mit einem anderen Chromosom, besonders der C- oder der G-Gruppe. Eine solche Translokation ist gewöhnlich ursprünglich reziprok und balanciert, d. h. es findet ein Stückaustausch zwischen zwei Chromosomen statt ohne Stückverlust und ohne Wirkung auf den Phänotyp. Erst wenn während der Reifeteilung die beiden Translokationschromosomen getrennt weitervererbt werden, wird die Balance gestört und es kommt zum effektiven Stückverlust. Da die Patienten mit Cri-du-chat-Syndrom selbst nicht fortpflanzungsfähig sind, kann eine Vererbung des Syndroms nur im Falle einer Translokation, und zwar über klinisch normale Träger einer balancierten Translokation stattfinden.

DOWN-Syndrom, Morbus LANGDON-DOWN, Mongoloidismus

Symptomenkomplex mit Schwachsinn auf der Grundlage einer numerischen Chromosomenanomalie.

Es liegt eine Trisomie des Chromosoms 21 (Trisomie 21; 47, +21) zugrunde, die durch Nondisjunction (Nichtauseinanderweichen homologer Chromosomen) während einer mitotischen oder meiotischen Kernteilung entsteht. Die Ursachen für das Nondisjunction sind noch unklar ; u. a. wird die Einwirkung von Strahlen, Viren oder Schilddrüsen-Autoantikörpern auf die Gonaden vor allem der Mutter vermutet. Der Zusammenhang der Merkmalsausprägung mit der Trisomie ist noch unklar.

Krankheitswert:

Bereits bei Geburt an charakteristischem Aspekt erkennbar: Makroglossie, Epikanthus, schräge Lidachsen, Kurzschädel, breiter Nacken, clownartige Rötung der Wangen, Anomalien der Ohrmuschel. Hypotonie der Muskeln und Überstreckbarkeit der Gelenke. Im männlichen Geschlecht Hypogenitalismus. Häufig angeborene Herzfehler. Neigung zu Infekten. In etwa 75% der Fälle Imbezillität, in 20% Idiotie, in 5% Debilität. Neigung zu Leukosen (kindliche Leukosen bei Patienten mit D.-S. 20mal häufiger als bei normalen Kindern). Lebenserwartung herabgesetzt: Etwa 50% der Patienten überleben das 10. Lebensjahr. Zahlreiche fakultative Symptome.

Therapiemöglichkeiten:

Durch besondere Förderung und Ausnutzung der vorhandenen Bildungsfähigkeit kann eine Sonderschulreife erreicht werden. Infektionsschutz. Medikamentöse Behandlung z. B. mit 5-Hydroxytryptophan kann körperliche Symptome gering beeinflussen, bleibt aber offensichtlich ohne Wirkung auf die intellektuellen Fähigkeiten.

Häufigkeit und Vorkommen:

Inzidenz in Europa etwa 1:600. Geringe Androtropie. Sippen mit Merkmalsträgern in aufeinanderfolgenden Generationen oder in Geschwisterschaften selten.

Genetik:

Die Patienten haben anstatt der normalerweise 46 Chromosomen 47, wobei ein zusätzliches Chromosom in der Gruppe G, nach internationaler Übereinkunft als Nr. 21 bezeichnet, vorhanden ist. Diese reguläre Trisomie 21 liegt in etwa 94% der Fälle vor. Bei etwa 2% der Patienten setzt sich der Körper aus Zellen mit 47 Chromosomen und solchen mit normalem Karyotyp zusammen: Mosaik. In 4% der Fälle besteht eine Translokation des überzähligen Chromosoms mit einem anderen Autosom (meistens in Form einer Fusion in der Zentromerregion akrozentrischer Chromosomen, ROBERTSON-Translokation), vorwiegend der G- oder der D-Gruppe. Es sind dann zwar scheinbar nur 46 Chromosomen vorhanden, wobei jedoch eine funktionelle bzw. effektive Trisomie 21 besteht. Vererbt werden kann die reguläre Trisomie 21 nur durch Merkmalsträger selbst, und zwar durch weibliche, da bei männlichen Patienten offenbar Infertilität besteht. Das theoretische und empirisch ermittelte Risiko für Kinder von Frauen mit D.-S. liegt bei 50%. Tatsächlich haben von den bekanntgewordenen 23 Kindern solcher Frauen 9 ein DOWN-Syndrom. Besteht bei einem klinisch normalen Elternteil ein Mosaik, so können je nach dessen quantitativer Zusammensetzung mehrere Kinder eine Trisomie haben. Familiarität tritt außerdem bei Translokationstrisomie auf, wobei theoretisch je $^1/_4$ der Kinder eines phänotypisch normalen Trägers einer balancierten Translokation (45 Chromosomen, wovon eins aus einem Chromosom G und einem anderen Autosom besteht) trisom, monosom, normal oder wiederum Träger einer balancierten Translokation sind. Die empirischen Werte weichen jedoch stark von diesem Verhältnis ab, da Monosomie immer und Trisomie offensichtlich in etwa 50% der Fälle bereits in frühen Stadien der Keimesentwicklung letal wirken. Neben diesen bereits gut durchschaubaren Vererbungsmodi läßt sich in einigen wenigen Familien eine ihrer Natur nach noch nicht geklärte Neigung (autosomal rezessiv vererbt? eventuell durch einen ebenfalls erblichen erhöhten Schilddrüsenantikörper-Spiegel bedingt?) zum Nondisjunction und damit zu Trisomien bzw. zu Mosaiken erkennen.

EDWARDS-Syndrom, Trisomie 18, E-Trisomie

Mißbildungskomplex auf der Grundlage einer numerischen Chromosomenanomalie.

Es liegt eine Trisomie des Chromosoms 18 (Trisomie E; 47, +18) zugrunde, die durch Nondisjunction (Nichtauseinanderweichen homologer Chromosomen) während einer mitotischen oder meiotischen Kernteilung entsteht. Die Ursachen für das Nondisjunction sind noch unbekannt, u. a. wird die Einwirkung von Strahlen, Viren oder Schilddrüsen-Autoantikörpern auf die Gonaden vor allem der Mutter vermutet. Der genaue pathogenetische Zusammenhang der klinischen Symptomatik mit der Trisomie ist noch unklar.

Krankheitswert:

Charakteristischer Mißbildungskomplex aus kraniofazialen Anomalien mit weit ausladendem Hinterkopf, kleinem Mund und Unterkiefer, tiefsitzenden dysplastischen Ohrmuscheln. Schildthorax. Schwere Herzfehler. Charakteristische „Tintenlöscher"-Füße. Muskelhypertonus. Anomalien des distalen Extremitätenskeletts. Augenmißbildungen. Vielfältige fakultative Symptome. Niedriges Geburtsgewicht. Schwerer Entwicklungsrückstand. Tod gewöhnlich innerhalb der ersten Monate nach Geburt, nur etwa 12% der Kinder überleben das erste Lebensjahr.

Therapiemöglichkeiten:

Außer symptomatisch-konservativer Behandlung nichts bekannt.

Häufigkeit und Vorkommen:

Inzidenz unterschiedlich mit 1:2000 bis 1:7000 angegeben. Seit Abgrenzung des Syndroms 1960 über 200 Fälle publiziert. Gynäkotropie: ca. 75% der Patienten sind Mädchen.

Genetik:

Die Patienten haben statt der normalen 46 Chromosomen 47, wobei ein zusätzliches Chromosom in der Gruppe E, nach internationaler Übereinkunft als Nr. 18 bezeichnet, vorhanden ist. Eine solche reguläre Trisomie liegt in der überwiegenden Mehrzahl der Fälle vor. Außerordentlich selten setzt sich der Körper der Patienten aus Zellen mit 47 Chromosomen und solchen mit einem normalen Karyotyp zusammen: Mosaik. Ebenso selten besteht eine Translokation des überzähligen Chromosoms auf ein anderes, meist der D- oder C-Gruppe. Es sind dann zwar scheinbar nur

46 Chromosomen vorhanden, wobei jedoch eines davon neben dem
ursprünglichen noch einen großen Teil eines E-Chromosoms enthält: funktionelle oder effektive Trisomie E. Dabei kann Familiarität auftreten, indem die Translokation balanciert über klinisch
normale Konduktoren weitervererbt wird. Neben diesen bereits
gut durchschaubaren Verhältnissen läßt sich in einigen wenigen
Familien eine ihrer Natur nach noch nicht geklärte Neigung zum
Nondisjunction und damit zu Trisomien erkennen. Bei einigen der in der letzten Zeit publizierten Kindern mit dem
klinischen Bild eines EDWARDS-Syndroms ließ sich keine Chromosomenanomalie nachweisen. Auf Grund vorkommender Geschwisterfälle wird hier ein eigenes, automal rezessiv vererbtes Syndrom
vermutet.

FANCONI-Anämie, Panmyelopathie FANCONI

Genetisch bedingte Panmyelophthise auf der Grundlage einer
Genmutation.

Der Gendefekt manifestiert sich in einer vorwiegend mesen-
chymalen Entwicklungsstörung, von der sich die Symptomatik
zum großen Teil ableiten läßt, deren Pathogenese jedoch noch unklar ist.

Krankheitswert:

Makrozytäre Anämie myelopathischen Ursprungs, Hyper-
pigmentation, Skelettmißbildungen, vor allem der oberen Extre-
mitäten, Nieren- und Augenmißbildungen, Mikrozephalie, Minderwuchs, Hypogenitalismus, teilweise Oligophrenie. Erstmanifestation der Anämie bei Mädchen ungefähr im 9., bei Knaben im
7. Lebensjahr. Rasch progredienter Verlauf, geringe Lebenserwartung. Neigung zu Leukosen und anderen Malignomen.

Therapiemöglichkeiten:

Kombinierte Testosteron-Kortikosteroid-Therapie führt zu
Remissionen. Daneben Bluttransfusionen und Antibiotika-Ga-
ben notwendig.

Häufigkeit und Vorkommen:

Bisher über 150 Fälle — darunter keine Neger — aus allen Kontinenten beschrieben. Androtropie (6:4).

Genetik:

Autosomal rezessiver Erbgang. Übererwartungsgemäß hohe Penetranz, variable, intrafamiliär jedoch relativ konstante Expressivität. Es besteht eine auffällige Neigung zu Chromosomenbrüchen in Lymphozyten und Knochenmarkzellen.

FÖLLING-Syndrom, Phenylketonurie, Brenztraubensäure-Schwachsinn

Erblicher Stoffwechseldefekt auf der Grundlage einer Genmutation.

Der Gendefekt manifestiert sich im Fehlen der Phenylalaninoxidase in der Leber. Dadurch kommt es zur Ansammlung von Phenylalanin in Körperflüssigkeiten und Geweben und zu dessen unphysiologischem induktiven Abbau zu Phenylbrenztraubensäure. Die Symptomatik erklärt sich aus der Anreicherung von Phenylalanin und seiner Metaboliten. Es kommt über eine kompetitive Hemmung verschiedener Enzyme des Tyrosinstoffwechsels zu Störungen der Pigmentierung einerseits und der Transportmechanismen in die Nervenzellen (Aminosäuremangel) und in der Darmwand (herabgesetzte Resorption) andererseits, wodurch sich die klinische Symptomatik erklärt.

Krankheitswert:

Manifestation des Leidens im ersten Lebensjahr. Schwachsinn bis zur Idiotie, Krampfanfälle, helle Komplexion, Hautekzeme. Herabgesetzte Lebenserwartung. Etwa 5% der Betroffenen sind geistig normal oder nur wenig geschädigt (leichte persistierende Hyperphenylalaninämie).

Therapiemöglichkeiten:

Sehr gut bei Beginn in den ersten Lebensjahren. Modellbeispiel für diätetische Behandlung von Stoffwechselkrankheiten. Phenylalaninmangeldiät in Form ergänzter, industriell hergestellter Eiweißhydrolysate (in der DDR BERLOPHEN von Berlin-Chemie).

Häufigkeit und Vorkommen:

Inzidenz in Mitteleuropa 1:5000. Frequenz 1:10000—15000, Heterozygote etwa 1:50. Unter Idioten und Imbezillen 0,5—0,8%, unter leichter Schwachsinnigen 0,1%.

Genetik:

Autosomal rezessiver Erbgang mit leichter Androtropie. Die verschiedenen vorkommenden Schweregrade des Leidens sind offenbar Ausdruck einer multiplen Allelie.

HUNTINGTON-Syndrom, Chorea HUNTINGTON, Veitstanz

Genetisch bedingte progrediente Hirnatrophie auf der Grundlage einer Genmutation.

Der dem Leiden zugrunde liegende Basisdefekt ist unbekannt.

Krankheitswert:

Erstmanifestation vom 4. Lebensjahr an bis ins hohe Alter möglich, meist im 4. oder 5. Lebensjahrzehnt. Hyperkinetische Bewegungsstörungen, Gang- und Sprachstörungen. Schwere Wesensveränderungen, Psychosen, Demenz und körperlicher Verfall.

Therapiemöglichkeiten:

Symptomatische Behandlung mit schlechter Prognose.

Häufigkeit und Vorkommen:

Frequenz: 1:10000—1:100000. Alle 7000 Fälle in den USA lassen sich wahrscheinlich von drei Einwandererfamilien ableiten.

Genetik:

Autosomal dominanter Erbgang. Neumutationen, d. h. sporadische Fälle bisher noch nicht mit Sicherheit nachgewiesen. Es fällt eine rasche Ausbreitung des Syndroms ausgehend von wenigen betroffenen Familien in vergangenen überschaubaren Generationen auf. In den letzten Jahrzehnten Rückgang der Häufigkeit wahrscheinlich infolge freiwilliger Geburtenbeschränkung in betroffenen Familien. Für Heterozygotenvorteil im fortpflanzungsfähigen Alter liegt kein Anhaltspunkt vor.

KLINEFELTER-Syndrom

Hypergonadotroper Hypogonadismus des Mannes auf der Grundlage einer numerischen Chromosomenanomalie.

Es liegt eine Trisomie der Geschlechtschromosomen (Gonosomen) zugrunde (47,XXY), die durch Nondisjunction (Nichtauseinanderweichen) der Gonosomen während einer Kernteilung bei der Gametogenese bei einem der Eltern entstanden ist. Die Ursachen für das Nondisjunction sind weitgehend unbekannt, seine Häufigkeit bei Frauen steigt mit dem Lebensalter. Ein Zusammenhang der Chromosomenanomalie mit der klinischen Symptomatik ist insofern noch nicht vollkommen klar, als nach der LYON-Hypothese (s. Einführung) das zweite X-Chromosom genisch inaktiv und damit ohne Wirkung auf den Phänotyp sein müßte. Wenn bei Vorliegen eines 47,XXY-Karyotyps doch die normale Entwicklung des Mannes gestört ist, läßt das auf eine nicht permanente oder nicht totale Inaktivierung schließen.

Krankheitswert:

Im Kindesalter lediglich psychische Symptome: Verhaltensstörungen, Passivität mit neurasthenischen Ausbrüchen, Lernschwierigkeiten mit Legasthenie. In der Pubertät tritt ein Hypogonadismus mit mangelnder Entwicklung der sekundären Geschlechtsmerkmale in den Vordergrund. Eunuchoider Hochwuchs, weiblicher Fettverteilungstyp, z. T. Gynäkomastie. Später Osteoporose. Sterilität (Aspermie).

Therapiemöglichkeiten:

Psychiatrische und pädagogische Betreuung im Kindesalter. Später hormonelle Substitution (Testosteron) mit befriedigendem Erfolg. Ob damit eine Fertilität erreicht werden kann, ist fraglich.

Häufigkeit und Vorkommen:

Inzidenz im männlichen Geschlecht 1:500 bis 1:1000. Frequenz unter Sonderschülern etwa 1:100. Sporadisch.

Genetik:

Die Patienten haben anstatt der normalen 46 Chromosomen 47, wobei ein zusätzliches Gonosom vorhanden ist. In selteneren Fällen können auch noch mehr X- bzw. Y-Chromosomen nachweisbar sein (48,XXXY, 48,XXYY, 49,XXXXY usw.), was mit einer schwereren klinischen Symptomatik verbunden ist. Weist nur ein Teil der Körperzellen den XXY-Status und der Rest andere Karyotypen auf (Mosaik), führt das phänotypisch gewöhnlich zu entsprechenden Zwischen- oder Übergangsformen. Beispiel: 46,XX/47,XXY. Eine Erblichkeit liegt nicht vor.

LOUIS-BAR-Syndrom,
Ataxie-Teleangiektasie-Syndrom

Erbliche Entwicklungsstörung auf der Grundlage einer Genmutation.

Die Art des zu den klinischen Erscheinungen führenden Basisdefektes ist noch unbekannt (Enzymdefekt?, Störung des Immunsystems?).

Krankheitswert:

Erstmanifestation in den ersten Lebensjahren unter dem Bilde einer progredient verlaufenden cerebellaren Ataxie. Sprachstörungen, Defekte der Augenmotorik. Allmählich einsetzende geistige Retardation. Teleangiektasien. Neigung zu Infekten (Hypogammaglobulinämie) und Neoplasmen. Tod meistens im zweiten Lebensjahrzehnt. Überleben bis ins 4. und 5. Jahrzehnt jedoch bekannt.

Therapiemöglichkeiten:

Symptomatische Behandlung, Antibiotika mit unbefriedigendem Erfolg.

Häufigkeit und Vorkommen:

Über 150 Fälle aus Amerika, Europa und Australien bekannt.

Genetik:

Autosomal rezessiver Erbgang. Bei einem Teil der Patienten läßt sich eine Neigung zu Chromosomenbrüchen in kultivierten Lymphozyten und Knochenmarkzellen nachweisen („Chromosomenbruch-Syndrom", s. a. BLOOM-Syndrom und FANCONI-Anämie).

MELKERSSON-ROSENTHAL-Syndrom

Charakteristischer Symptomenkomplex unklarer Ätiologie.

Ein Basisdefekt sowie die Pathogenese der klinischen Erscheinungen sind weitgehend unbekannt.

Krankheitswert:

Erstmanifestation vom zweiten Lebensjahrzehnt an, selten eher. Rezidivierende Paresen des N. facialis, gelegentlich auch anderer Hirnnerven. Rezidivierende granulomatöse Schwellungen vor allem im Oberlippen-Gesichts-Bereich. Lingua plicata. Selten Vollbild des Syndroms.

Therapiemöglichkeiten:

Kortikosteroid-Behandlung mit vorübergehendem Erfolg.

Häufigkeit und Vorkommen:

Nicht selten, von allen Erdteilen beschrieben. Meist sporadisches Vorkommen.

Genetik:

Die Beteiligung genetischer Faktoren wird im Zusammenhang mit den unterschiedlichen Ansichten über die Ätiologie verschieden beurteilt. Die Art des familiären Vorkommens, vor allem oligosymptomatischer Fälle in mehreren aufeinanderfolgenden Generationen, läßt auf unregelmäßig dominanten Erbgang schließen. Wahrscheinlich polygen bedingte Disposition, wobei Infektionen (Tuberkel-Bacillus), Allergien u. a. auslösend wirken können.

13*

Methämoglobinämie-Syndrom, enzymopathisches

Erblicher Enzymdefekt auf der Grundlage einer Genmutation.

Der Gendefekt manifestiert sich in einem Mangel an oder in einer herabgesetzten Aktivität der NADH-Methämoglobinreduktase der Blutzellen. Dadurch kommt es zu einer verminderten Reduktion des physiologischerweise im Blut entstehenden Methämoglobins und zu dessen Anreicherung auf das 20- bis 50fache des Normaltiters. Auf diese Weise erklärt sich das Krankheitsbild bis auf die zentralnervösen Symptome, deren Genese durch Hypoxie nur z. T. verständlich ist.

Krankheitswert:

Erstmanifestation bei Geburt in Form einer persistierenden Zyanose, die im Säuglingsalter zu lebensbedrohlichen Zuständen führen kann. Später sind Lebenserwartung und körperliche Leistungsfähigkeit kaum herabgesetzt. Schwachsinn, Herz- und Augenfehler nicht obligat.

Therapiemöglichkeiten:

Nur in Krisen nötig in Form von Methylenblauinjektionen. Vitamin- bzw. Ascorbinsäuregaben eventuell auch aus kosmetischen Gründen günstig.

Häufigkeit und Vorkommen:

Vor allem für die nördliche Hemisphäre beschrieben (Eskimos in Alaska!), Frequenz durchschnittlich 1:500000—1 Mill. Seit Abtrennung von der hämoglobinopathischen Methämoglobinämie (s. d.) 1948 über 200 Fälle publiziert.

Genetik:

Autosomal rezessiver Erbgang, in einigen Sippen auch Manifestation bei Heterozygoten im Sinne einer autosomal dominanten Vererbung. Den unterschiedlichen Formen liegt wahrscheinlich jeweils eine Struktur- oder Regulatorgen-Mutation zugrunde.

Methämoglobinämie-Syndrom, hämoglobinopathisches

Erblicher Strukturproteindefekt auf der Grundlage einer Punktmutation.

Der Gendefekt manifestiert sich als fehlerhafter Einbau (Substitution) einer Aminosäure in das Hämoglobinmolekül (Hämoglobin M). Dadurch kommt es zu einer verminderten Reduktion des physiologischerweise im Blut entstehenden Methämoglobins und zu dessen Anreicherung auf ein mehrfaches des Normaltiters. Die klinischen Erscheinungen lassen sich damit erklären.

Krankheitswert:

Je nachdem, ob die Mutation eine α- oder eine β-Kette des Globins betrifft, Erstmanifestation der Methämoglobinämie bereits bei oder mehrere Wochen nach der Geburt. Ständige graubraune Zyanose ohne weitere klinische Symptome und ohne Beeinträchtigung von Wohlbefinden und Lebenserwartung.

Therapiemöglichkeiten:

Selten nötig. Methylenblau-Injektion wirkungslos.

Häufigkeit und Vorkommen:

Frequenz 1:500000—1 Mill.

Genetik:

Autosomal dominanter Erbgang. Bisher sind über acht verschiedene Punktmutationen für das Hämoglobin M bekannt (z. B. Hb M Boston, Iwate, Milwaukee). Homozygote nicht beobachtet.

Neurofibromatose v. RECKLINGHAUSEN, v.-RECKLINGHAUSEN-Syndrom

Genetisch bedingte neurokutane blastomatöse Systemerkrankung auf der Grundlage einer Genmutation.

Die Veränderungen betreffen vor allem undifferenzierte Nervenzellen und die SCHWANNschen Scheiden. Der Basisdefekt ist unbekannt.

Krankheitswert:

Erstmanifestation klinischer Erscheinungen im frühen Kindesalter in Form von Café-au-lait-Flecken. Später, vor allem während

der Pubertät, Entwicklung multipler subkutaner Neurofibrome
und Fibrome. Schmerzhafte Neurinome der peripheren Nerven
sowie im Zentralnervensystem. Je nach Lokalisation der Tumoren
vielfältige fakultative Symptome: Neurologische Ausfallerschei-
nungen, Intelligenzminderung, neurofibromatöse Skelettverän-
derungen mit Pseudarthrosen; Minderwuchs; Hochdruckkrisen
durch Phäochromozytome bzw. Nierenbeteiligung u. a. Von Fall
zu Fall sehr unterschiedliche Schwere von geringer bis sehr schwerer Beeinträchtigung. In 6—10% der Fälle letaler Ausgang durch
sarkomatöse Entartung von Neurofibromen. Herabgesetzte effektive Fruchtbarkeit (50%), wahrscheinlich infolge verminderter
Heiratschancen.

Therapiemöglichkeiten:

Symptomatische Behandlung durch chirurgische Entfernung
einzelner störender Tumore unbefriedigend.

Häufigkeit und Vorkommen:

Nicht selten. Familien mit Merkmalsträgern in aufeinanderfolgenden Generationen beschrieben. Hohe Spontanmutationsrate: 1 bis $1{,}4 \times 10^{-4}$/Locus/Generation. Bei ca. 50% der Fälle
stumme Familienanamnese.

Genetik:

Autosomal dominante Vererbung mit vollständiger Penetranz
und variabler Expressivität. Bei einem Teil der sporadischen Fälle
läßt sich auf Grund der sektorialen Anordnung der Tumoren eine
somatische Mutation wahrscheinlich machen. Eine isolierte, beid-
seitige Neurofibromatose im Bereich des N. acusticus (bilaterales
Acusticus-Neurinom) mit Hörstörungen vom 2. Lebensjahrzehnt
an wird ebenfalls autosomal dominant vererbt. Genetische Beziehungen zur N. v. R. bestehen jedoch offensichtlich nicht.

PARROT-Syndrom, Achondroplasie

Genetisch bedingter disproportionierter Zwergwuchs auf der
Grundlage einer Genmutation.

Der zu der Störung der Knorpelbildung und damit der Osteo-
chondrodysplasie führende Basisdefekt ist unbekannt.

Krankheitswert:

Typische Knorpel-Knochen-Wachstumsstörungen mit primordialem, disproportioniertem Zwergwuchs, bereits bei Geburt erkennbar. Lebenserwartung nur gering herabgesetzt. Kraniofaziale Dysostose, Mikromelie, Kyphose.

Therapiemöglichkeiten:

Symptomatisch-konservative Behandlung.

Häufigkeit und Vorkommen:

Inzidenz in einzelnen Ländern verschieden: Skandinavien etwa 1:10000, Nordamerika 1:30000. Möglicherweise von dem verschiedenen Heiratsalter der Männer abhängig (s. u.). Spontanmutationsrate wird unterschiedlich mit durchschnittlich $1 \times 10^{-5}/$ Locus/Generation angegeben. $^1/_7$ bis $^1/_5$ der Fälle sind familiär, $^7/_8$ werden als Neumutationen angesehen.

Genetik:

Autosomal dominanter Erbgang mit nur geringen Expressivitäts-Schwankungen. Wenige Familien (einer von 10 sporadischen Fällen) mit scheinbar rezessivem Erbgang (Geschwisterfälle bei normalen Eltern), läßt sich eventuell durch Gonaden-Mosaizismus für die entsprechende Mutation oder weniger wahrscheinlich durch stark verminderte Penetranz bzw. Expressivität in der Elterngeneration erklären. Klinisch und röntgenologisch unterscheiden sich die dominant vererbten Fälle nicht von den anderen. Die Spontanmutationsrate nimmt signifikant mit dem Zeugungsalter des Vaters innerhalb von 20 Jahren (20.–40. Lebensjahr) um das 10fache zu. Homozygote Merkmalsträger sterben wahrscheinlich zum großen Teil im Kindesalter. Klinisch, röntgenologisch und genetisch noch nicht eindeutig abgegrenzt ist die ebenfalls autosomal dominant vererbte Hypochondroplasie mit wesentlich leichterer Symptomatik, geringerem Minderwuchs und normaler Schädelform.

PÄTAU-Syndrom, Trisomie 13, D_1-Trisomie

Mißbildungskomplex auf der Grundlage einer numerischen Chromosomenanomalie.

Es liegt eine Trisomie des Chromosoms 13 (Trisomie D_1; 47, $+13$) zugrunde, die durch Nondisjunction (Nichtauseinanderweichen homologer Chromosomen) während einer mitotischen oder meiotischen Kernteilung entsteht. Die Ursachen für das Nondisjunction sind noch unklar, u. a. wird die Einwirkung von Strahlen, Viren oder Schilddrüsen-Autoantikörpern auf die Gonaden vor allem der Mutter vermutet. Der genaue Zusammenhang der klinischen Symptomatik mit der Trisomie ist noch unklar.

Krankheitswert:

Charakteristischer Mißbildungskomplex aus Lippen-Kiefer-Gaumen-Spalte, verschiedenen Augendefekten (Mikro- bis Anophthalmie, Kolobome), Ohrmißbildungen, Anomalien des distalen Extremitätenskeletts mit Hexadaktylie, Kardiovaskuläre Mißbildungen, Zystennieren, Hydronephrose, Arhinenzephalie und andere Anomalien des Gehirns. Taubheit, Krampfanfälle, Hypotonie der Muskulatur. Vielfältige fakultative Symptome. Schwere Entwicklungsstörungen. Tod meistens innerhalb der ersten Lebensmonate. Überleben des ersten Lebensjahres selten.

Therapiemöglichkeiten:

Außer geringen symptomatischen Korrekturen nichts bekannt.

Häufigkeit und Vorkommen:

Inzidenz unterschiedlich mit 1:4000 bis 1:15000 angegeben. Familiäres Vorkommen sehr selten. Seit Abgrenzung 1960 bisher über 250 Fälle publiziert.

Genetik:

Die Patienten haben anstatt der normalen 46 Chromosomen 47, wobei ein zusätzliches Chromosom in der Gruppe D, nach internationaler Übereinkunft als D_1 oder Nr. 13 bezeichnet, vorhanden ist. Diese reguläre Trisomie liegt in der überwiegenden Mehrzahl der Fälle vor. Bei etwa 5% der Patienten setzt sich der Körper aus Zellen mit 47 Chromosomen und solchen mit normalem Karyotyp zusammen: Mosaik. In seltenen Fällen besteht eine Translokation des überzähligen Chromosoms mit einem anderen Autosom (meistens in Form einer Fusion in der Zentromerregion mit einem Chro-

mosom D_2 oder mit einem Chromosom der C- oder G-Gruppe). Es
sind dann zwar scheinbar nur 46 Chromosomen vorhanden, wobei
jedoch eine funktionelle bzw. effektive Trisomie D_1 besteht. Dabei
kann Familiarität auftreten, indem die Translokation balanciert
(die klinisch normalen Personen haben 45 Chromosomen, wovon
eines aus einem D_1-Chromosom und einem anderen Autosom besteht) über klinisch normale Personen weitervererbt wird. Theoretisch müßten in der Nachkommenschaft solcher Personen ebensoviel trisome wie monosome, normale und balanciert normale
Kinder vorhanden sein, tatsächlich ist jedoch das Verhältnis stark
zugunsten der Normalen bzw. der Träger einer balancierten Translokation verschoben, da Monosomie immer und Trisomie in min-
destens 50% der Fälle bereits in frühen Stadien der Keimesentwicklung letal wirken. Einem oligosymptomatischen atypischen
PÄTAU-Syndrom kann auch eine partielle Trisomie zugrunde
liegen, d. h. nur ein mehr oder weniger großes Fragment eines
überzähligen Chromosoms einschließlich des Zentromers ist vorhanden. Dieses Fragment kann wiederum transloziert sein oder ein
Ringchromosom bilden. Neben den bereits gut durchschaubaren
Vererbungsverhältnissen läßt sich in einigen Familien eine ihrer
Natur nach noch nicht geklärte Neigung zum Nondisjunction und
damit zu Trisomien erkennen.

Perniziöse Anämie, erbliche, BIERMER-Syndrom; idiopathische Vitamin B_{12}-Mangelanämie

Genetisch bedingtes Malabsorptionssyndrom auf der Grundlage einer Genmutation.

Der Gendefekt manifestiert sich in einem Mangel des Intrinsic-
Factors, der die Resorption des Vitamin B_{12} vermittelt, woraus sich
die klinischen Erscheinungen ableiten lassen. Die Ursachen für die
verminderte oder fehlende Sekretion des Intrinsic-Factor durch die
Magendrüsen sind unterschiedlich. Meistens besteht eine Insuffizienz bzw. Atrophie oder Dysgenesie. Gewöhnlich lassen sich
Autoantikörper gegen die sezernierenden Zellen und in 50% gegen
den Intrinsic-Factor nachweisen.

Krankheitswert:

Erstmanifestation meistens im Erwachsenenalter. Infantile
bzw. juvenile P. selten. Gastrointestinale Beschwerden mit Un-

verträglichkeit bestimmter Speisen und Diarrhoen bei Achylie,
Blässe, Haar- und Nagelveränderungen. Allgemeines Unwohlsein,
Verminderung der Leistungsfähigkeit. Proteinurie. Anämie. Neurologische Störungen, z. B. Lähmungserscheinungen, Reflex-
anomalien, ataktische Bewegungsabläufe.

Therapiemöglichkeiten:

Parenterale Gaben von Vitamin B_{12} mit sehr gutem Erfolg.

Häufigkeit und Vorkommen:

Nicht selten. Zweimal häufiger im weiblichen als im männlichen
Geschlecht. In Europa unter Erwachsenen Frequenz etwa 1:10000.

Genetik:

Heterogene Gruppe von Störungen der Intrinsic-Factor-Sekre-
tion oder -Wirksamkeit. Jeweils autosomal rezessiver Erbgang.
Interfamiliär unterschiedlich schwere klinische Typen.

Sichelzell-Anämie, Hämoglobin-S-Krankheit, Drepanozyten-Anämie, HERRICK-Syndrom

Genetisch bedingter Strukturproteindefekt auf der Grundlage
einer Punktmutation.

Der Gendefekt manifestiert sich in einem fehlerhaften Einbau
von Valin anstatt Glutaminsäure in die β-Ketten des Hämoglobinmoleküls. Dadurch kommt es zu einer Störung der Ladungs-
verhältnisse an der Oberfläche des Hämoglobin-A-Moleküls, zur
Bildung linearer Aggregate und damit zu einer herabgesetzten
Löslichkeit dieses Hämoglobin S besonders bei niedrigem Sauerstoffdruck. Diese Veränderungen führen vor allem in dünnen Ve-
nen und Kapillaren zu der charakteristischen Sichelform der
Erythrozyten und zur Blockierung durch Thrombenbildung, die
ihrerseits wiederum die Sauerstoffzufuhr noch mehr hemmt. Die
klinische Symptomatik erklärt sich aus dem daraus resultierenden
herdförmigen Gewebezerfall und einer Minderwertigkeit der Erythrozyten.

Krankheitswert:

Erstmanifestation klinischer Erscheinungen in den ersten
Lebensjahren. Chronische hämolytische Anämie mit Lymph-

knotenschwellung, Hepatosplenomegalie und hämolytischen Krisen. Neigung zu abdominalen Schmerzanfällen, Embolien, Gefäßthromben und Augenhintergrundsveränderungen. Turmschädel. Schwellungen, besonders an Hand- und Fußrücken. Gelenkergüsse. Infarkte verschiedener Organe (Nieren usw.). Osteomyelitis, Osteoporose, charakteristische Nekrosen des Femurkopfes. Ulcera. Lebenserwartung gering, Tod meistens noch im Kindesalter.

Therapiemöglichkeiten:

Blut-, Plasma- und Erythrozytentransfusionen sowie Kortikosteroide in Krisensituationen. Weiterhin medikamentöse symptomatische Behandlung ohne entscheidenden Erfolg. Prophylaktisch Vermeidung von Sauerstoffmangel (hohe Berge, Fliegen in größeren Höhen).

Häufigkeit und Vorkommen:

Vor allem bei Negern aus Malariagebieten (Mittel- und Ostafrika), weniger bei Asiaten. Für andere Regionen bedeutungslos. Heterozygotenfrequenz in einigen Gebieten Afrikas bis zu 44%. Diese hohe Frequenz trotz Letalität bei Homozygoten wird auf Grund der Verbreitung mit einem Heterozygotenvorteil in Form einer erhöhten Malaria-Resistenz erklärt.

Genetik:

Autosomal rezessiver Erbgang der S.-A. Das Allel für das HbS verhält sich zu dem für normales HbA_1 kodominant, so daß Heterozygote einen HbS-Anteil von 20—45% und Homozygote von 60 bis 99% am Gesamt-Hb besitzen. Die starke Schwankung in den HbS-Werten sowie damit korreliert auch in der Schwere des klinischen Bildes kann vorläufig noch nicht zufriedenstellend erklärt werden (Isoallelie? unterschiedliches genetisches Milieu?).

Testikuläre Feminisierung, Hairless women, MORRIS-Syndrom, MAXWELL-GOLDBERG-Syndrom

Genetisch bedingte Intersexualitätsform auf der Grundlage einer Genmutation.

Der Gendefekt manifestiert sich in einer bereits im Embryonalstadium einsetzenden Störung der Steroidwirkung auf die Geschlechtsentwicklung. Es besteht wahrscheinlich eine partielle Nichtansprechbarkeit der Erfolgsorgane auf in den männlichen Gonaden normal synthetisierte Geschlechtshormone. Diese Nichtansprechbarkeit wird z. T. in einem Unvermögen, Testosteron in das biologisch wirksame Dihydrotestosteron überzuführen, vermutet. Dadurch unterbleibt die normale Entwicklung männlicher primärer und sekundärer Geschlechtsmarkmale, so daß das Genitale einen weiblichen Typ zeigt.

Krankheitswert:

Bei Geburt klinisch unauffällig weiblicher Aspekt, selten Klitorishypertrophie. Im Kindesalter teilweise an Leistenhernien und hervortretenden Testikeln erkennbar. Primäre Amenorrhoe, Sterilität. Stark rarifizierte Sekundärbehaarung. Psyche weiblich.

Therapiemöglichkeiten:

Außer einer psychischen Belastung, die eine besondere psychiatrische Führung im 2. Lebensjahrzehnt bei den meistens überdurchschnittlich intelligenten Patientinnen erfordert, keine Beschwerden. Exstirpation der Hoden nach dem zweiten Lebensjahrzehnt mit entsprechender hormonaler Substitution wird im Hinblick auf oft beobachtete maligne Entartung z. T. empfohlen.

Häufigkeit und Vorkommen:

Frequenz auf 1:2000—1:20000 geschätzt. Über 200 Fälle publiziert. Familiäre Fälle in Geschwisterschaften oder aufeinanderfolgenden Generationen beschrieben.

Genetik:

Ob ein autosomal rezessiver oder X-chromosomaler Erbgang vorliegt, kann noch nicht entschieden werden. In größeren Sippen Kopplung mit Xg-Blutgruppengen- oder Loci für Farbenblindheit nicht mit Sicherheit nachweisbar. Auf Grund der intrafamilären Konstanz des klinischen Bildes sind zwei genetisch unterschiedliche Typen anzunehmen: Komplett und inkomplett mit Klitorishypertrophie und leicht maskulinen Zügen.

Triplo-X-Frauen, Polysomie des X-Chromosoms

Uneinheitliches klinisches Syndrom auf der Grundlage einer Chromosomenanomalie.

Es besteht lediglich eine ätiologische Einheit, indem eine Polysomie des X-Chromosoms (47,XXX), die durch Nondisjunction (Nichtauseinanderweichen der X-Chromosomen) während einer Kernteilung in der Gametogenese eines Elternteils entstanden ist, zugrunde liegt. Die Ursachen für das Nondisjunction sind noch unbekannt. Ein Zusammenhang mit der klinischen Symptomatik ist insofern noch nicht vollkommen klar, als nach der LYON-Hypothese (s. Einführung) alle überzähligen X-Chromosomen genetisch inaktiv sind und sich deshalb phenotypisch nicht auswirken dürften. Wenn das doch der Fall ist, so läßt das darauf schließen, daß beim Menschen diese Inaktivierung nicht permanent oder nicht total ist.

Krankheitswert:

Sehr variabel. In $^2/_3$ der Fälle ohne physische Symptome. Teilweise Zeichen einer ovariellen Insuffizienz mit unregelmäßigen Regelblutungen und früh einsetzendem Klimakterium. Häufig leichter Schwachsinn, gelegentlich mit Neigung zur Schizophrenie. Fertilität unterschiedlich. Offensichtlich auch vollkommen normaler Phänotyp möglich.

Therapiemöglichkeiten:

Gewöhnlich nicht nötig.

Häufigkeit und Vorkommen:

Inzidenz etwa 1:1000 bei Frauen. Frequenz unter leicht debilen Frauen 1:50—1:150. Sporadisch, wahrscheinlich häufig unauffällig und unerkannt.

Genetik:

Die Patienten haben anstatt der normalen 46 Chromosomen 47, wobei ein zusätzliches X-Chromosom vorhanden ist. In einzelnen Fällen wurden auch mehr X-Chromosomen beschrieben (48,XXX X; 49,XXXXX), was mit einer ausgeprägteren klinischen Symptomatik vor allem hinsichtlich des Schwachsinns verbunden ist.

Wenn nur ein Teil der Körperzellen drei X-Chromosomen und der Rest andere Karyotypen aufweist (Mosaik), führt das phänotypisch gewöhnlich zu entsprechenden Zwischenformen. Beispiel: 45/X/47,XXX, Zeichen einer Gonadendysgenesie (s. ULLRICH-TURNER-Syndrom). Eine Erblichkeit liegt nicht vor, die Frauen haben Kinder mit normalem Karyotyp.

ULLRICH-TURNER-Syndrom, Gonadendysgenesie-Syndrom, SCHERESCHEWSKIJ-TURNER-Syndrom

Mißbildungskomplex mit Gonadendysgenesise auf der Grundlage einer numerischen Chromosomenanomalie.

Es liegt eine Monosomie der Geschlechtschromosomen (Gonosomen) vor (45,X), die durch Nondisjunction (Nichtauseinanderweichen der Chromosomen) während einer meiotischen oder mitotischen Kernteilung entsteht. Die Ursache für das Nondisjunction ist noch unklar, u. a. wird die Einwirkung von Strahlen, Viren oder Schilddrüsen-Autoantikörpern auf die Gonaden dafür verantwortlich gemacht. Infolge der Monosomie tritt eine Degeneration der sich bis zum dritten Embryonalmonat offensichtlich normal entwickelnden Ovarien ein, woraus sich die mit dem sexuellen Infantilismus im Zusammenhang stehende Symptomatik bei gleichzeitiger Differenzierung in weiblicher Richtung erklärt. Der Zusammenhang der somatischen Mißbildungen mit der Chromosomenanomalie ist unklar, vor allem da nach der LYON-Hypothese (s. Einführung) jedes zweite X-Chromosom der Frau genisch inaktiv ist und sich deshalb sein Fehlen phänotypisch nicht auswirken dürfte. Wenn das doch der Fall ist, so läßt das darauf schließen, daß beim Menschen diese Inaktivierung nicht permanent oder nicht total ist.

Krankheitswert:

Angeboren: Minder- oder Zwergwuchs, Lymphödeme besonders an den Füßen. Pterygium colli, typische Fazies, tiefer Nackenhaaransatz. Cubitus valgus. Nahezu normale äußere und infantile innere Sexualorgane, keine Mammaentwicklung, primäre Amenorrhoe. Intelligenz im Normbereich. Osteoporose. Häufig angeborene Herzfehler (Aortenisthmusstenose).

Therapiemöglichkeiten:

Substitution mit Östrogenen sowie Gaben von anabolen Steroiden im Pubertätsalter im Hinbick auf die endokrine Symptomatik erfolgreich. Eventuell chirurgische Korrekturen.

Häufigkeit und Vorkommen:

Inzidenz im weiblichen Geschlecht ca. 1:2000—1:5000. Bei Knaben sehr selten. Bis auf ganz wenige Ausnahmen sporadisch. 95% der Embryonen mit dem Karyotyp 45,X werden bereits im 1. Trimenon spontan abortiert.

Genetik:

Die Patienten haben anstatt der normalen 46 Chromosomen nur 45, wobei nur ein Gonosom in Form eines X-Chromosoms vorhanden ist. In seltenen Fällen existiert noch ein zweites X-Chromosom, das jedoch strukturelle Aberrationen aufweist; Isochromosom des langen Armes oder einfache Deletion des kurzen Armes führen zu einer nur geringen, Deletion des langen Armes zu einer stärkeren Abschwächung der klinischen Symptomatik mit fließenden Übergängen zur reinen Gonadendysgenesie. Bei etwa 5—10% der Patienten hat nur ein Teil der Körperzellen den Karyotyp 45,X, der Rest kann sehr verschiedenartig sein: Mosaik. Beispiele: XO/XY, XO/XX, XO/XX/XXX. Die anderen Zellinien können sich phänotypisch ebenfalls manifestieren, so daß mannigfaltige Übergangs- und Zwischenformen möglich sind. Ein Mosaik, an dem ein Y-Chromosom beteiligt ist (meistens XO/XY) kann zu einem TURNER-Syndrom bei männlichem Phänotyp führen. Meistens jedoch haben Knaben mit der entsprechenden Symptomatik durchgehend den Karyotyp 46,XY. Sie werden dann — wie auch Frauen mit diesen Symptomen und normal weiblichem Karyotyp — dem genetisch abzutrennenden NOONAN-Syndrom zugerechnet. Eine Besonderheit liegt vor, wenn ein zweites X-Chromosom in Form eines Ringchromosoms existiert: 46/XrX. Da ein solches Ringchromosom auf Grund einer gewissen Instabilität häufig während mitotischer Teilungen verlorengeht, besteht bei entsprechenden Personen immer ein Mosaik 45,X/46,XrX. Offenbar je nach Dynamik der Mosaik-Entwicklung und der mit der Ringbildung verbundenen Deletion kann eine solche Chromosomenkonstitution zu Phänotypen führen, die fließende Übergänge zur Osteodystrophia hereditaria ALBRIGHT (s. d.) zeigen.

Xeroderma pigmentosum

Genodermatose auf molekulargenetischer Grundlage.

Es besteht eine Störung des DNS-Reparatur-Mechanismus (Endonuklease-Defekt) nach Einwirkung von UV-Strahlen, die wahrscheinlich den Ersatz veränderter Basen und nicht die Reparatur von Brüchen der DNS-Stränge betrifft. Daraus erklärt sich die Neigung zur malignen Entartung sonnenexponierter Hautpartien. Ob durch derartige somatische Mutationen bereits direkt Karzinomzellen entstehen, oder ob der Mechanismus der Karzinogenese über die erhöhte Sensibilität der betroffenen Zellen gegenüber transformierenden Agenzien führt (vor allem Viren), ist noch unklar.

Krankheitswert:

Erstmanifestation der Hauterscheinungen in den ersten Lebensjahren. An sonnenlichtexponierten Hautbezirken rezidivierende Erytheme, später Blasenbildung und flächige Hyperpigmentierungen mit Atrophien und degenerativen Veränderungen. Beteiligung der Schleimhäute führt zu Ektropien, Konjunktivitiden und Atresien. Schließlich Keratosen und Ulcera sowie multiple Karzinome, Basaliome, Melanome usw. Progredienter Verlauf, meist vor dem fortpflanzungsfähigen Alter zum Tode führend.

Therapiemöglichkeiten:

Prophylaktischer Sonnen- und Lichtschutz in jeder Form notwendig. Außerdem symptomatische Behandlung der Hauterscheinungen geringfügig lebensverlängernd. Eventuell Gaben von 5-Fluorouracil erfolgreich.

Häufigkeit und Vorkommen:

Mehrere hundert Fälle von allen größeren Rassen beschrieben. Konsanguinitätsrate durchschnittlich 25—50%.

Genetik:

Überwiegend autosomal rezessiver Erbgang. Autosomal dominanter Typ: Wesentlich seltener, klinisch weniger schwerer Verlauf: Höheres Manifestationsalter und höhere Lebenserwartung, so daß Überleben bis ins Alter möglich ist. Von diesem Typ Sippen mit

Merkmalsträgern in bis zu 5 aufeinanderfolgenden Generationen bekannt. Kopplung mit dem ABO-Blutgruppen-Locus nachgewiesen.

Zwergwuchs-Syndrom, hypophysäres, ateleiotisches; isolierter Mangel an Wachstumshormon, Hypopituitarismus

Genetisch bedingte Endokrinopathie auf der Grundlage einer Genmutation.

Der Gendefekt manifestiert sich in einem isolierten absoluten oder relativen (Endorganresistenz) Mangel an Wachstumshormon, während andere Hormone des Hypophysenvorderlappens gewöhnlich normal sezerniert werden (sexueller Typ I und II; asexueller Typ III s. Panhypopituitarismus).

Krankheitswert:

Erstmanifestation eines proportionierten Zwerg- oder Minderwuchses innerhalb der ersten Lebensmonate verzögertes Knochenalter und verspäteter Pubertätsentwicklung. Normale Schilddrüsenfunktion.

Therapiemöglichkeiten:

Gaben von menschlichem Wachstumshormon mit gutem Erfolg.

Häufigkeit und Vorkommen:

Mehrere Geschwisterschaften aus Europa und Amerika beschrieben. Vereinzelt auch Merkmalsträger in bis zu vier aufeinanderfolgenden Generationen beobachtet. Funktioneller Wachstumshormonmangel bei normalem oder erhöhtem Blutspiegel vor allem von Ostjuden beschrieben.

Genetik:

Autosomal rezessiver Erbgang. Das Auftreten in mehreren Generationen läßt sich meistens mit Pseudodominanz erklären, teilweise wird auch Doppelheterozygotie für zwei rezessive, mit der Wachstumshormon-Synthese im Zusammenhang stehende Gene vermutet. Die Existenz einer autosomal dominanten Form kann trotzdem noch nicht ganz ausgeschlossen werden.

7. Literatur

BARR, M. L., und E. G. BERTRAM: A morphological distinction between neurons of the male and female and the behaviour of the nucleolar satellites during accelerated nucleoprotein synthesis. Nature **163** (1949) 676

BARTHELMESS, A.: Erbgefahren im Zivilisationsmilieu. Goldmann Verl. München 1973

BÖHME, H., und B. ADLER: Reparatur von DNS-Schäden. In: GEISSLER 1970

CARTER, C. O.: Genetics of common disorders. Brit. Med. Bull. **25** (1969) 52

COLLMANN, R. D., and A. STOLLER: A survey of mongoloid birth in Victoria, Australia, 1942—57. Amer. J. Publ. Hlth. **52** (1962) 813

FUHRMANN, F., und W. VOGEL: Genetische Familienberatung. Springer-Verl. Berlin— Heidelberg— New York 1968

HARNDEN, H., 1965, in: PROKOFJEWA-BELGOWSKAJA 1974

HARRIS, H.: Biochemische Grundlagen der Humangenetik. Akademie-Verlag Berlin 1974

GARROD, A. E.: Inborn errors of metabolism. Oxford Univ. Press 1902

GEISSLER, E.: (Hrsg.), Desoxyribonukleinsäure. Schlüssel des Lebens. Akademie-Verl. Berlin 1970

HAYES, W., The genetics of bacteria and their viruses. Blackwell. Scientific Publications, Oxford 1964

HERSKOWITZ, I. H.: Genetics. Little, Brown and Company, Boston, Toronto 1962. 2. Aufl.

INGRAM, V. M.: Gene mutations in human hemoglobin: the chemical difference between normal and sickle cell hemoglobin. Nature **180** (1957) 326

KNAPP, A.: Genetische Stoffwechselstörungen. VEB Fischer-Verl. Jena 1970

LEJEUNE, J.: On the chromosomal constitution of the human beings. Vortr. 7th Annual Meeting of Cytogenetic Section of Biological Society. Praha 10—12th June 1974

LEJEUNE, J., M. GAUTIER et R. TURPIN: Etude des chromosomes somatiques de neuf enfants mongoliens. C. R. Acad. Sci. **248** (1959) 1271

LENZ, W.: Medizinische Genetik. Grundlagen, Ergebnisse und Probleme. Thieme-Verl. Stuttgart 1976

Markert, C. L., und H. Ursprung: Entwicklungsbiologische Genetik. Fischer-Verl. Jena 1974

McKusick, V. A.: Humangenetik. VEB Fischer Verl. Jena 1968

Mendel, G.: Versuche über Pflanzenhybriden. Verh. Naturf. Ver. Brünn 4 (1865) 3—47

Mikkelsen, M.: Down's syndrome. Current stage of cytogenetical research. Symp. on Medical Genetics. Debrecen-Hajdúszoboszlo, Hungary 1976

Mikkelsen, M., A. Hallberg and H. Poulsen: Maternal and paternal origin of extra chromosome in trisomy 21. Hum. Gent 32 (1976) 17

Müller, A. J.: Mutationen als erbliche Veränderungen. In: Geissler 1970

Perutz, M. F., M. G. Rossmann, A. F. Cullis, H. Muirhead and G. Will: Structure of haemoglobin. Nature 185 (1960) 416

Prokofjewa-Belgowskaja, A. A.: Grundlagen der Zytogenetik des Menschen. Akademie-Verl. Berlin 1974

Race, R. R., and R. Sanger: Xg and sex chromosome abnormalities. Brit. Med. Bull. 25 (1969) 99

Rosenberg, L. E., and M. J. Mahoney: Inherited disorders of methylmalonate and vitamin B_{12} metabolism. Acad. Press New York 1973

Scheel, H.: Zu einigen aktuellen Ergebnissen, Fragen und Problemen der modernen Genetik. Wiss. Zschr. Päd. Hochsch. Potsdam 17 (1973) 87—105

Schmid, W., und G. Fanconi: Pränatale Physiologie und Pathologie. In: Fanconi, G., and A. Wallgren, Lehrbuch der Pädiatrie. Schwabe & Co. Verl. Basel—Stuttgart 1972

Stobbe, H., H. Karl und M. Seidl: Populationsgenetische Untersuchungen zur besonderen Häufung von Pelger-Merkmalsträgern. Dtsch. Ges.-Wesen 23 (1968) 1639

Stonowa, N. S.: Genetik angeborener Mißbildungen und Entwicklungsanomalien des Menschen. In: Prokofjewa-Belgowskaja, A. A., und W. P. Efroimson, Vorlesungen über medizinische Genetik (russisch). Medizina, Moskau 1974

Vogel, F.: Wie stark ist die theoretische Häufigkeit von Trisomie-Syndromen durch Verschiebungen im Altersaufbau der Mütter zurückgegangen. Zool. Beitr. 13 (1967) 451

Weitkamp, L. R., M. K. Janzen, S. A. Guttormsen and H. Gershowitz, Inherited pericentric inversion of chromosome number two: a linkage study. Ann. Hum. Genet. 33 (1969) 53—59

14*

WITKOWSKI, R., und F. H. HERRMANN: Die Variabilität genetisch
bedingter Krankheitsbilder und ihre Bedeutung für Diagnostik,
Therapie und Erbprognose. I. Genetische Grundlagen der
Heterogenität monogen bedingter Erbkrankheiten. Zschr.
Ärztl. Fortbild. **69** (1975) 590—592

Weiterführende Literatur

BACH, H. (Hrsg.): Humangenetische Beratung genetisch belasteter Personen. Tagungsbericht. Wissensch. Beitr. Fried-
rich-Schiller-Universität Jena 1975

BECKER, P. E. (Hrsg.): Humangenetik, ein kurzes Handbuch in
fünf Bänden. Thieme-Verl. Stuttgart 1964

BÖHME, H., R. HAGEMANN und R. LÖTHER (Hrsg.): Beiträge zur
Genetik und Abstammungslehre. VEB Volk und Wissen Verl.
Berlin 1976

BARASCHNEW, J. I., und J. E. WELTISCHEW (Hrsg.): Klinische
Genetik (russisch). Moskau 1975

BOTSCHKOW, N. P. (Hrsg.): Genetik des Menschen (russisch).
Bd. I und II. Moskau 1973, 1975

DAVIDENKOWA, E. F., und J. S. LIBERMAN: Klinische Genetik
(russisch). Medizina, Leningrad 1975

DIETL, H.-M., H. GAHSE und H. G. RAUHOLD: Humangenetik in
der sozialistischen Gesellschaft. Philosophische und ethische
Probleme der Humangenetik. VEB Fischer-Verl. Jena 1977

FREYE, H.-A.: Humangenetik. Eine Einführung in die Erblehre
des Menschen. VEB Verl. Volk und Gesundheit Berlin 1975

KNAPP, A.: Genetische Stoffwechselstörungen. VEB Fischer-
Verl. Jena 1976. 2. Aufl.

PELZ, L., und W. MIELER: Klinische Zytogenetik für die medizinische Praxis. VEB Fischer-Verl. Jena 1972

PROKOP, O., und W. GÖHLER: Blut- und Serumgruppen. VEB
Fischer-Verl. Jena 1976

STUBBE, H.: Kurze Geschichte der Genetik bis zur Wiederent-
deckung der Vererbungsregeln Gregor Mendels. VEB Fischer-
Verl. Jena 1965. 2. Aufl.

VOGEL, F. (Hrsg.): Handbuch der allgemeinen Pathologie. Bd. 9.
Erbgefüge. Springer-Verl. Berlin—Heidelberg—New York 1974

WENDT, G. G.: Erbkrankheiten, Risiko und Verhütung. Med.
Verlagsges. Marburg 1975

8. Sachregister

HURLER-Syndrom 156, 164
Hybridisierung 44
Hybridzellen 44
17-Hydroxyprogesteron 157
Hydrozephalus 47
Hypercholesterinämie 26
Hyperglycinämie 98
Hyper-β-Lipoproteinämie 26, 28
Hyperliproproteinämie 26, 30
Hyperphenylalaninämie 154
Hyperploidie 47 ff.
Hypogonadismus 49
Hypoploidie 47 ff.
Hypoxanthin-Guanin-Phosphoribosyltransferase 93

Ichthyosis 43
Idiotie 13
Illegitimität 16
Inaktivierung eines X-chromosoms 40
Inborn error of metabolism 86 ff.
Indophenyloxidase 44
Infektionskrankheiten 129
Infertilität 49
inkomplett rezessive Vererbung 26 ff.
Intelligenz 123, 129
intermediäre Vererbung 15, 25 ff.
Interphase 40
Interruptio 57, 71, 158
Inversion 34, 60, 74
Inversion perizentrische 43, 74
Inzidenz 55 ff., 113 ff., 127, 166
Inzision 110 ff.
Inzucht 22
Isochromosom 34, 64 ff.
Isolation 93, 127, 137 ff.
Isozyme 83 ff.

Kanzerisierung 58
Kanzerogenese 109
Karyogramm 57
Karyotyp 32, 58 ff., 62, 70
Karzinom 112
Katzenschrei-Syndrom 61, —182—
Keimbahn 107 ff.
Keimzellen 55, 105 ff.
Ketazidose 95, 97
Kindesvertauschung 16
Kleinwuchs 25
KLINEFELTER-Syndrom 48, —189—
Klon 40 ff.
kodominant 25
Kodominanz 14 ff., **25** ff.
Konduktorin 37, 134
Konjugation 68
konkordant 130
Konkordanzrate 130 ff.
Konsanguinitätsrate 128, 137 ff., 167
Konstriktion 34
Kontrazeption 72
Kopplung **31** ff., 38, 45
Kopplungsgruppe **31** ff., 42, 45
Krampfanfälle 13
Krankheitsdisposition 129
Krankheitswert 155
Krebs 58 ff., 75, 129
Kreuzfigur 67 ff.
Kurzsichtigkeit 30

Laktatdehydrogenasen 44
Lebensalter 55, 107, 131
Lebenserwartung 56 ff., 113
Leber 47, 58, 164
Letalität 92, 125 ff.
Leukodystrophie, metachromatische 165
Leukosen 75, 129